W0410885

Dr. Günther T. Werner
Michaele Nelles

La mejor guía para mantener su espalda joven

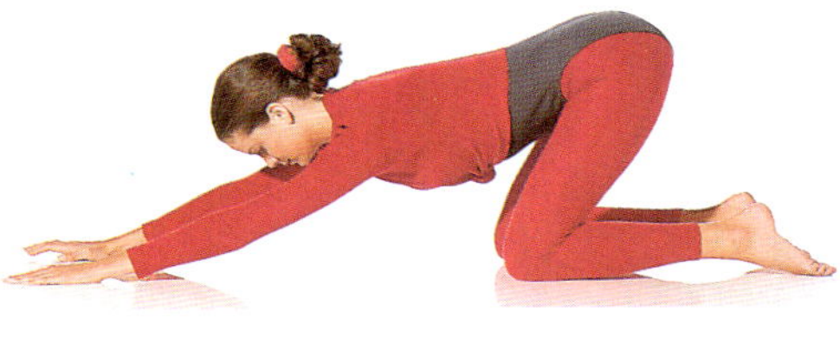

integral

Índice

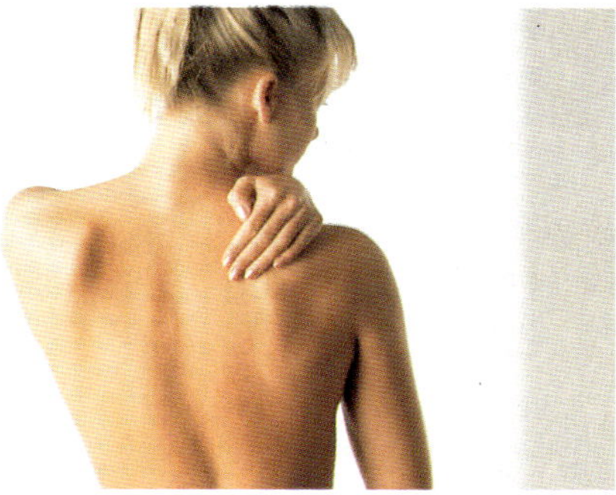

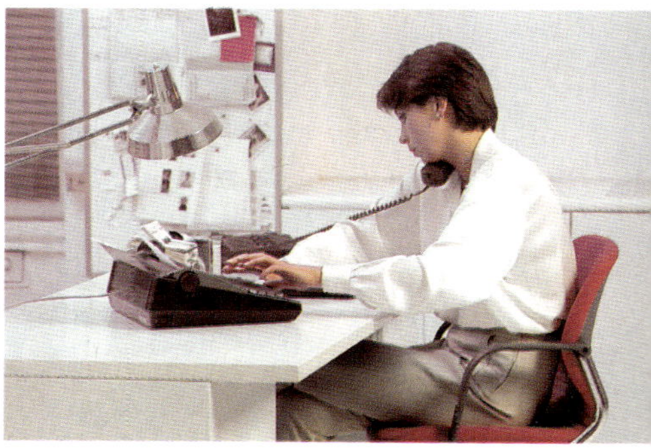

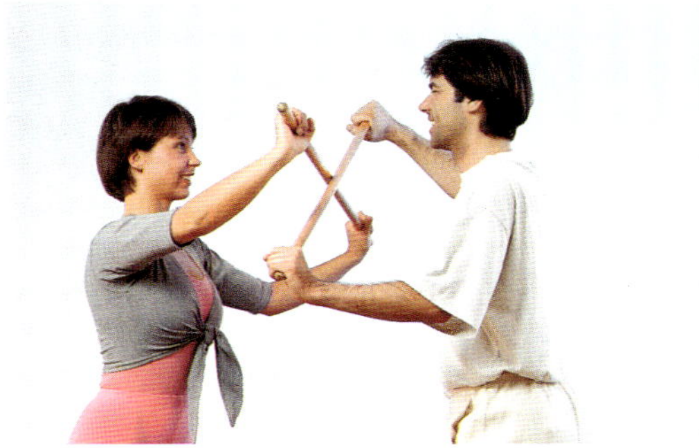

Advertencia

Este libro está dirigido tanto a aquellas personas que sufren molestias de espalda debido a malas posturas corporales como a aquellas que desean prevenirlas. Invita al lector a parender y seleccionar los ejercicios que más pueden beneficiarle. En caso de padecer alguna enfermedad, le recomendamos que consulte previamente a su médico. Insistimos especialmente en este aspecto en la página 7, al tratar del cuidado de la espalda. Rogamos al lector que, antes de realizar los ejercicios, lea atentamente las instrucciones que los acompañan y las sigan fielmente en el momento de ejecutarlos.

Prefacio

Las molestias y dolores de espalda en los países del Tercer Mundo –en Asia, África y Latinoamérica– son casi desconocidos. Por el contrario, en los países ricos occidentales, estas molestias se han convertido en el principal trastorno de la sociedad del bienestar, un hecho que trae de cabeza a muchas personas.

- Sólo en Alemania, uno de cada tres alemanes sufre actualmente molestias en la espalda (en 1980 eran uno de cada cinco) y el número de pacientes jóvenes de menos de veinte años va en aumento.
- La mayoría de bajas por enfermedad es debida al dolor de espalda, lo cual representa una pérdida de alrededor de setenta y cinco millones de marcos alemanes en concepto de horas de trabajo.
- En los centros hospitalarios, las molestias en la espalda suelen ser también uno de los diagnósticos más usuales, y la mayoría de las veces requieren algún tipo de tratamiento.
- Aproximadamente el 60 % de las solicitudes de jubilación anticipada son debidas a molestias en la espalda.
- Más de un tercio de los seguros de los pensionistas destinados a la rehabilitación médica correspondieron sólo en 1991 a enfermedades de espalda, lo que representa más de 1,1 billón de marcos alemanes.

¿Qué se deduce de estas cifras tan sorprendentes? Son resultado de nuestro *modus vivendi*. Muchas veces la salud de la espalda depende de los hábitos adquiridos en nuestra infancia y del cuidado que hemos prestado a nuestra columna vertebral. Para muchos, los dolores lumbares se han convertido en un problema cada vez más serio. Por este motivo, el trabajo conjunto de médicos de diferentes especialidades, terapeutas y psicólogos se ha centrado en esta parte del cuerpo y ha empezado a dar fruto.

Nosotros mismos podemos hacer mucho

Según el parecer general de los expertos, nosotros mismos podemos hacer mucho para que los dolores de espalda no sean un problema grave o al menos, que aquellas personas que ya los padecen, puedan poner los medios para paliarlos o eliminarlos. Por este motivo en Alemania se creó la Rückenschule (Escuela de la Espalda). En este libro analizamos los siguientes puntos :

- Las razones por las cuales moverse correctamente y mantener una posición corporal adecuada es crucial para tener la espalda sana.
- Cómo la carga emocional y el estrés afectan a nuestra espalda.

En el capítulo «Aprendizaje de las posturas correctas» (pág. 24), para aquellos casos en que no sea posible prevenir o paliar el dolor, usted puede aprender:

Aprender posturas y ejercicios adecuados

- Cuáles son las posturas correctas y los ejercicios de movimiento adecuados, con el fin de evitar perjudicar el cuerpo.
- Cuáles son los muebles y los asientos de automóvil más apropiados para la espalda.
- Cómo usted mismo, mediante la ejecución de breves ejercicios, puede hacer mucho para descargar su espalda, ya sea en casa o en el trabajo, cuando se tome un descanso.
- Qué debe tener en cuenta si practica o desea practicar algún deporte.

En la tercera parte del libro, que comprende la práctica de diferentes ejercicios para la espalda, le mostramos:

Fortalecer la espalda

- Cómo fortalecer su espalda mediante la ejecución de ejercicios corporales, con explicaciones detalladas e ilustradas con fotos.
- Qué es lo que debe tener presente si usted ya padece dolores o molestias en la espalda.
- Cuáles son los ejercicios respiratorios y de relajación que pueden complementar los ejercicios corporales.

En resumen: con esta guía comprobará que de forma sencilla y sólo con un poco de dedicación diaria, puede mantener su espalda sana, aliviar molestias y, por lo tanto, ganar en calidad de vida.

El éxito que ha alcanzado la Rückenschule (Escuela de la Espalda) en Alemania en los últimos años también se pone de manifiesto. Y es que cada vez son más las empresas que ofrecen a sus empleados la posibilidad de realizar ejercicios para la espalda durante la jornada laboral, ya sea en una oficina o para aquellas personas que trabajan en una cadena de montaje. Estas iniciativas parten de la experiencia, la cual demuestra que, potenciando el ejercicio corporal diario, el número de empleados que se ven obligados a interrumpir su trabajo debido a los dolores de espalda puede disminuir. Y, de este modo, todos salen ganando.

La guía que tiene en las manos es el resultado de muchos años de práctica. Va dirigida tanto a aquellas personas que (aún) no tienen problemas de salud, como a aquellas que ya padecen molestias de espalda.

¿Todos debemos cuidar nuestra espalda?

En principio, las indicaciones que se dan en esta guía son válidas para cualquier persona. Sin embargo, antes de empezar con los ejercicios que le proponemos, debe tener en cuenta los siguientes puntos:

- Si su estado de salud es bueno y no padece ningún tipo de molestia en la espalda, no hay mejor prevención que los consejos que le damos en esta guía. Aun así, no estaría de más que consultara antes a su médico, que muy probablemente responderá a su propuesta positivamente.

Consulte a su médico

- Si usted es mayor de cuarenta y cinco años y ha estado durante largo tiempo físicamente inactivo, es necesario que se someta a una revisión médica. Asimismo, el médico deberá determinar si para las mujeres que están en el período menopáusico o posmenopáusico existe alguna amenaza de padecer osteoporosis (fracturas óseas).
- Si usted con frecuencia padece molestias lumbares o cervicales, o si alguna vez se ha sometido a una operación de la espalda o sufre dolores en esta parte del cuerpo, no debe empezar a practicar los ejercicios sin el previo consentimiento médico.

o precipitarse

- Cuando empiece a practicar los ejercicios más vale que proceda con prudencia. Si ha permanecido inactivo durante mucho tiempo, antes de que pueda exigir a su cuerpo «el más alto rendimiento», su espalda necesita una preparación y un entrenamiento graduales.
- Si, no obstante, al ejecutar un ejercicio sintiera molestias, no continúe con la práctica y consulte a su médico.

Síntomas más comunes

- Dolores agudos que pueden aparecer después de realizar un ejercicio, especialmente aquellos dolores que desde la columna vertebral se propagan hacia las extremidades superiores o inferiores.
- Molestias que tienen su origen en la región cervical de la columna y se manifiestan en las extremidades superiores; o bien procedentes de la región lumbar de la columna y que se extienden a las extremidades inferiores.

Deseamos que obtengan gran provecho de los ejercicios y al mismo tiempo que se diviertan mucho.

Dr. Günther T. Werner y Michaelle Nelles

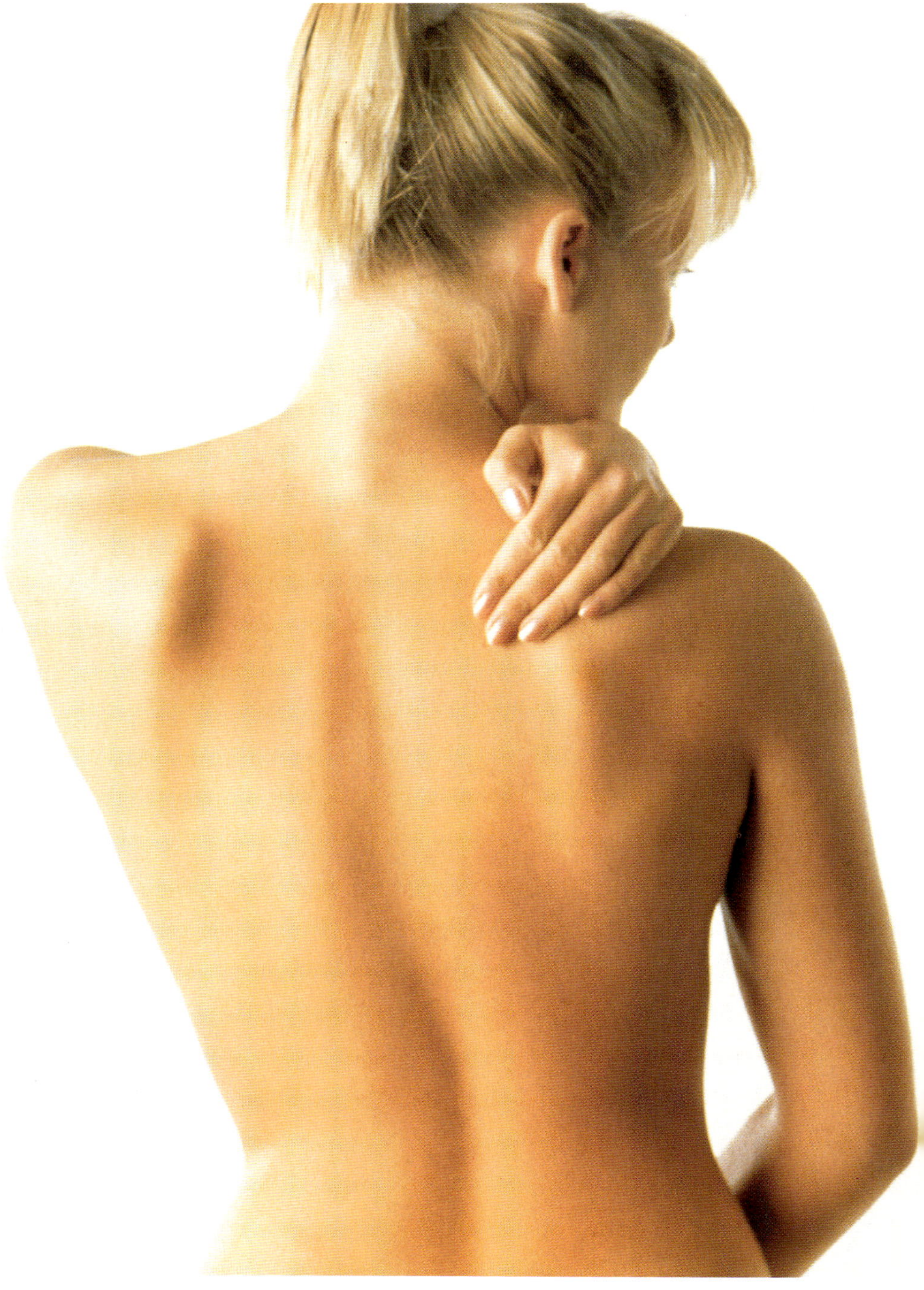

Aquello que daña la espalda

Los dolores de espalda se han convertido en una especie de «epidemia» que afecta tanto a los niños y los jóvenes como a las personas adultas.
Las causas más frecuentes de estos dolores están relacionadas con nuestro modus vivendi.
La falta de movimiento corporal, normalmente ya presente en la infancia y que se acentúa a lo largo de toda la vida, sobrecarga la espalda y a la larga puede ocasionar molestias y enfermedades. En este capítulo se exponen los diferentes factores causantes de las molesias en la espalda y se analiza cuál es la función de la columna vertebral, gracias a la cual podemos estar de pie y desplazarnos.

Causas de las molestias en la espalda

En nuestra sociedad hay motivos suficientes para creer que las molestias en la espalda pueden expandirse como una epidemia. A pesar de que los dolores de espalda pueden derivarse de alguna enfermedad, cabe remarcar que lo más usual es que sean causados por alteraciones en la columna vertebral, que se originan durante la infancia y la juventud. Estudios realizados en la antigua República Federal Alemana, en Suiza y en Austria han demostrado que casi la mitad de niños y jóvenes presenta algún tipo de anomalía en la columna vertebral. A menudo se había dicho que estas alteraciones se corregían por sí solas con el tiempo, pero actualmente esta afirmación se considera errónea.

El hombre no fue creado para estar sentado

El primer año de vida

Durante el primer año de vida, en que el bebé desarrolla su cuepo de forma sorprendente, desde que el recién nacido abre los ojos hasta que el niño empieza a tocarlo todo, ya se cometen algunos «errores occidentales».

La columna vertebral de un bebé está condicionada por la postura adoptada en el seno materno y tiene forma curvada. Además, los músculos de un recién nacido son aún muy débiles. Sin embargo, al cabo de pocas semanas de nacer el bebé ya intenta con gran esfuerzo levantar la cabeza. Unos meses más tarde ya es capaz de mantener el equilibrio en posición sentada. Al cabo de poco tiempo ya empieza a arrastrarse por el suelo, y más tarde a andar a gatas. Esta movilidad corporal permite que la musculatura de la espalda, de los hombros, de la pelvis y de las extremidades inferiores y superiores vaya cobrando fuerza, y permite que el niño consiga mantenerse en pie. Poco tiempo después, el niño aprende a correr, superando otro gran paso en su evolución, en que la columna vertebral se estira y va adquiriendo la forma que deberá tener de por vida. Los ligamentos de la columna (pág. 19) y la musculatura del tronco (pág. 20) sostienen el cuerpo erguido y en equilibrio. El pequeño se mueve cada vez con más agilidad y seguridad, al correr, brincar, saltar o trepar. El movimiento pasa a ser un elemento de gran importancia en su vida y la clave para desarrollar correctamente la columna vertebral, las articulaciones y los músculos.

El movimiento es vital para la espalda

No obstante, pronto se asientan las bases que pueden ser causa de potenciales molestias en la espalda. El desarrollo natural de la movilidad de la mayoría de niños, sobre todo de aquellos que viven en las grandes ciudades, se ve dificultado por la falta de espacio en las viviendas y las pocas posibilidades que tienen los niños para jugar en el exterior. Muchos pasan cada vez más tiempo delante del televisor, en vez de irse a jugar con sus amigos al aire libre. Además, así que empiezan a ir a la escuela, están obligados a pasar la mayor parte del tiempo sentados delante de los pupitres. La educación física en los colegios intenta compensar la falta de ejercicio, pero normalmente no se imparten suficientes horas. Con todo, los niños, que lo que más quieren es jugar y moverse, deben permanecer forzosamente la mayor parte del tiempo sentados.

En la adolescencia, debido a la falta de movimiento, la columna vertebral es la parte del cuerpo más dañada, y es precisamente en la primera época de la pubertad cuando existe un riesgo mayor de desarrollar una malformación de la columna vertebral.

s adolescentes son los más perjudicados

Los adolescentes, a parte de pasar largas horas sentados en las aulas, cuando tienen tiempo libre aprovechan para jugar con videojuegos, ver la televisión, más tarde vendrá la moto, el coche... De este modo, la espalda no deja de sobrecargarse.

De la misma manera, tampoco es nada beneficiosa la moda de la ropa ajustada. Los tejanos estrechos, por ejemplo, no permiten que la pelvis adopte su posición normal, la región lumbar de la columna vertebral tampoco puede mantener su curvatura natural; y de manera similar sucede con los zapatos de tacón alto.

Hagamos ejercicio

La mayor parte de las personas están acostumbradas desde la infancia a pasar largos ratos sentados y a moverse poco, una costumbre que en la edad adulta resulta difícil abandonar. La jornada de un europeo occidental se basa en lo siguiente: después de desayunar se sienta en el coche o utiliza los medios de transporte público; en el trabajo se pasa todo el día sentado, muy probablemente siempre en la misma postura; durante las comidas también permanece sentado; después del trabajo, cuando llega a casa se acomoda delante del televisor, o se sienta en un bar a tomar una cerveza, asiste a un concierto sentado, o se va al teatro. Normalmente, en el transcurso de todas estas actividades, la silla, la mesa o el asiento del coche que usamos no son los apropiados, y van cargando y deformando la columna vertebral (pág. 29). Cabe añadir también que hoy en día contamos con las más grandes comodidades y muchas veces abusamos de ellas. Cogemos el coche para cualquier cosa: para ir a correos, para ir a comprar, para ir al trabajo... Usamos siempre el ascensor o las escaleras mecánicas para no subir a pie.

Ya los niños sufren molestias en la espalda

Cada día nos movemos menos y preferimos que nos «lleven». Sin embargo, nuestro cuerpo necesita realizar el esfuerzo apropiado, para que mantenerse sano y cumplir sus funciones. La distensión corporal de ninguna manera significa que la columna vertebral esté siempre relajada y que deba ser ajena a cualquier esfuerzo; tiene que soportar mucho más que los huesos, los músculos, los ligamentos, las articulaciones y los discos intervertebrales. De manera que la capacidad de carga de los huesos depende en gran medida del uso que hacemos de ellos. A medida que nos movemos y cargamos los huesos, aumenta la cantidad de calcio fabricada, con lo cual nuestro cuerpo se conserva más firme y flexible.

El movimiento fortalece los huesos

Muchas personas intentan compensar esta falta de ejercicio en el tiempo libre o durante las vacaciones, con lo que inconscientemente y de forma repentina también dañan su columna vertebral.

Hacer largos recorridos en coche, estar sentado largas horas o viajar en tren o en avión carga nuestra espalda tanto como realizar ejercicios físicos de forma incorrecta o desmesurada (pág. 45).

Ocupaciones perjudiciales para la espalda

De todos modos, permanecer sentado largo tiempo o no mover el cuerpo no son las únicas causas de los problemas de espalda; también existen ocupaciones que perjudican el cuerpo considerablemente, sobre todo aquellas en que uno debe estar continuamente acarreando peso o largo rato inclinado, como por ejemplo el trabajo en el sector de la construcción, las tareas del campo o las labores del hogar.

Acarrear peso continuamente

Son especialmente contraproducentes los trabajos monótonos en que se mantiene siempre la misma postura. Tenemos ejemplos muy claros: el trabajo en una cadena de montaje o las cajeras de los supermercados. Investigaciones en el campo médico señalan que también existen molestias en la columna vertebral cuando el cuerpo está sometido a algún tipo de vibración, como por ejemplo un conductor de excavadora u otro vehículo pesado. Las sacudidas constantes que soporta el cuerpo por las vibraciones de baja frecuencia provocan a algunas personas lesiones en las vértebras lumbares.

Sobrepeso y tabaco

Es fácilmente comprensible que el exceso de peso dañe la columna vertebral y el aparato motor, los huesos, los músculos y las articulaciones. Cuando la presión que soportan los huesos y la columna vertebral aumenta, los músculos y los ligamentos no solamente tienen que ejecutar sus funciones habituales y mantener la columna vertebral erguida, sino que, además, deben soportar una carga adicional.

En cambio, no se conoce con tanta exactitud la relación existente entre el tabaco y las molestias en la espalda. Según el análisis de diferentes estudios, se sabe que el fumador es más propenso a lesiones en el disco intervertebral y a dolores de cabeza que el no fumador. Los motivos son los siguientes: la nicotina es veneno para los vasos sanguíneos, ya que los contrae y dificulta la alimentación del tejido.

La nicotina perjudica el tejido vascular

Enfermedades que conllevan dolores de espalda

Aparte de factores externos, existe un conjunto de desórdenes orgánicos congénitos o adquiridos que conllevan molestias en la espalda.

Factores emocionales que originan problemas de espalda

Posibles tensiones en el ambiente familiar o en el trabajo también se traducen a menudo en molestias en las vértebras lumbares, que se manifiestan en forma de dolores de cabeza, de nuca, dolores en las extremidades superiores, y hasta dolores crónicos en la región lumbar. Por lo tanto, soportar una carga emocional puede ser tan perjudicial como llevar una carga material.

Esta estrecha interacción entre cuerpo y alma se refleja en la postura corporal de las personas, y juega un papel importante cuando aparecen los dolores de espalda.

Atención

Al médico

Si aparecen molestias en la espalda caracterizadas por fuertes dolores, duraderos o que se repiten con frecuencia, es preciso acudir al médico, para que realice un diagnóstico y se puedan prevenir posibles enfermedades. El médico prescribirá el tratamiento y la medicación; le recomendará baños, masajes, bolsas de agua caliente, gimnasia terapéutica, acupuntura, etc. También le recomendará mantener el cuerpo en la posición correcta (pág. 24) y hacer ejercicios para la espalda (pág. 52).

El cuerpo, espejo del alma

- Los dolores de nuca, de cabeza y los dolores en la región lumbar aparecen a menudo como reacción ante el estrés y la sobrecarga a los que nos somete diariamente la sociedad competitiva de la cual formamos parte.

  Tal como se refleja en el lenguaje verbal, si hemos tenido que «echarnos demasiados problemas sobre la espalda» o si «nos hemos tenido que jugar el cuello» en algunas ocasiones, entonces no es fácil sentirse «descargado».

Tensiones emocionales = molestias en la espalda

- Posibles tensiones en el ambiente familiar o laboral pueden favorecer la aparición de molestias en la columna vertebral, y pueden manifestarse con dolores de cabeza o nuca, molestias en las extremidades superiores, y hasta con dolores crónicos en la región lumbar.
- El aislamiento de muchas personas mayores, la pérdida de familiares o amistades, y también el hecho de no haber podido hacer realidad las propias ambiciones, puede reflejarse en el cuerpo y manifestarse con dolores de espalda.
- El fracaso por no haber alcanzado una meta fijada o la pérdida de ideales también se reflejan en el aspecto de muchas personas de manera clara: por ejemplo, en la manera de moverse de algunos adolescentes que, hartos y aburridos, van por la vida adormilados, demostrando así su actitud de rechazo ante una sociedad que los agobia.

Cada vez son más las personas afectadas

Aumenta constantemente el número de personas que padecen molestias lumbares sin que su médico pueda determinar las causas. Estas molestias son debidas a factores psicosomáticos (en griego, *psico* significa «alma», y *soma*, «cuerpo»). Con el fin de ayudar a estos pacientes de manera eficaz y satisfactoria, es necesario el trabajo conjunto de médicos, psicólogos, psicoterapeutas, pedagogos y asistentes sociales.

Anatomía y funciones de la columna vertebral

Importante: trabajar la espalda en su conjunto

A continuación analizaremos las funciones de la columna y de la musculatura vertebral, y veremos por qué es tan importante coordinar el trabajo de todos los elementos que componen la columna para tener una espalda sana.

La columna

La columna vertebral es un eje articulado compuesto por 33 vértebras: 7 vértebras cervicales, 12 vértebras dorsales o torácicas, 5 vértebras lumbares y 9 vértebras fundidas para formar el sacro y el coxis (figura pág. 20). Cada vértebra está compuesta por:

- Un cuerpo vertebral en cuya parte posterior se inserta un anillo óseo que rodea el canal raquídeo, en el cual se aloja la medula espinal.
- La apófisis espinosa, prominencia del anillo óseo que corresponde a los relieves palpables y visibles del centro de la espalda.
- Dos apófisis transversas, prolongaciones laterales simétricas del anillo, donde se juntan los músculos dorsales.

Las articulaciones y los ligamentos vertebrales

Las articulaciones vertebrales hacen posible el movimiento

Las vértebras están unidas por las denominadas *articulaciones vertebrales*. Cada vértebra posee cuatro ligamentos vertebrales; dos la unen con la vértebra vecina superior y los dos restantes con la vértebra vecina inferior.

Las articulaciones vertebrales nos permiten mover la columna vertebral y evitan que los cuerpos vertebrales cilíndricos se desplacen. Están rodeadas por una cápsula, que las superficies articulares cubren de una capa cartilaginosa en forma de almohadón; entre estas superficies se encuentra un líquido denominado *sinovia*.

Las articulaciones vertebrales, provistas de abundantes nervios, reciben a través del sistema nervioso la información y control necesarios para posibilitar la movilidad de la columnna vertebral.

Dolores a causa de la sobrecarga

Si abusamos de la capacidad de nuestra columna vertebral, sobrecargándola, los ligamentos articulares reaccionan originando fuertes dolores. Las lesiones en las articulaciones vertebrales pueden ser debidas a la mala higiene postural y a la sobrecarga o al esfuerzo excesivo realizado por la columna vertebral.

Los ligamentos más pequeños son los que reaccionan más rápidamente, sobre todo cuando la columna vertebral sufre una sobrecarga y simultáneamente la hacemos girar. Por ejemplo, cuando alguien levanta un objeto pesado efectuando al mismo tiempo una rotación corporal (pág. 36), fuerza las articulaciones de la zona afectada por el movimiento, bloqueándolas.

Los discos intervertebrales

Los discos intervertebrales, que actúan como amortiguadores (como absorbentes de los choques), protegen los cuerpos vertebrales. Se componen de un anillo de fibra elástica y de un núcleo gelatinoso central denominado *núcleo pulposo*, el cual se desliza ligeramente cuando se mueven las vértebras. Esto garantiza la movilidad de los cuerpos vertebrales.

Entre el disco intervertebral y los cuerpos vertebrales se encuentra una fina capa cartilaginosa que sustenta el disco. En el seno materno, el disco permanece hermético y se alimenta a través de los vasos sanguíneos, que se obstruyen en los primeros años de edad. A diferencia de los cuerpos vertebrales y los músculos, que están bien irrigados, los discos intervertebrales de las personas adultas ya no disponen de vasos sanguíneos. De manera que son los cuerpos vertebrales vecinos y la capa cartilaginosa los que abastecen el disco intervertebral de un líquido de alto contenido nutritivo.

Descarga en posición tendida

Una esponja nos servirá de ejemplo para ilustrar mejor el mecanismo de movimiento de los discos intervertebrales. Si introducimos una esponja en un recipiente lleno de agua, la irá absorbiendo poco a poco hasta quedar totalmente empapada. Si después la exprimimos, perderá toda el agua.

Algo similar sucede con los discos intervertebrales: cuando están relajados, es decir, cuando el cuerpo está tendido, absorben líquido; si son sometidos a una presión, van desprendiendo el líquido gradualmente.

El juego entre los discos y los cuerpos vertebrales depende de la presión que experimenta el tejido. A primera hora de la mañana, los discos intervertebrales contienen más líquido que por la noche, por este motivo somos algo más altos por la mañana que cuando nos acostamos. Cuando envejecemos se va reduciendo la capacidad de los discos intervertebrales y esto explica por qué nuestra estatura disminuye cuando somos mayores.

Importante: carga y descarga

Lo mejor para el disco intervertebral es combinar carga y descarga. Sin embargo, esto sólo se consigue cuando la columna vertebral se mantiene estirada y también cuando es capaz de adoptar su curvatura natural (fig. pág. 20).

Realizando posturas incorrectas o movimientos forzados se deforman los discos intervertebrales; el núcleo pulposo se desplaza y aumenta la presión sobre el disco intervertebral, o queda repartida de manera desigual.

¿Cuánta presión pueden soportar los discos intervertebrales?

La presión de un disco intervertebral se ve condicionada por el peso corporal, la presión atmosférica, el conjunto de ligamentos elásticos (pág. 19) y los músculos. Se calcula de la siguiente manera:

- Estando tumbados, la espalda soporta unos 25 kg de peso sobre los discos intervertebrales de las vértebras lumbares.
- Estando tumbados, recaen 100 kg de peso sobre los discos intervertebrales.
- Estando sentados con la espalda recta, la presión es de 140 kg. Si en posición sentada curvamos la espalda considerablemente, la carga es mucho mayor (pág. 25).

Estas cifras muestran que cargamos más los discos intervertebrales estando sentados que estando de pie o tumbados. Es muy importante que, después de permanecer durante largo tiempo sentados, descarguemos los discos intervertebrales.

Igualmente, cuando levantamos o transportamos objetos pesados estamos sobrecargando severamente los discos intervertebrales, sobre todo cuando realizamos movimientos incorrectos (pág. 35).

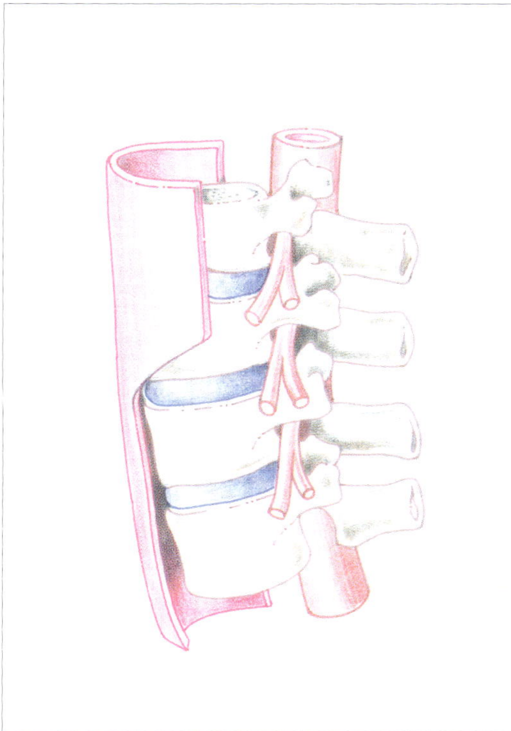

Los cuerpos ertebrales y ligamentos; en el canal vertebral, la medula espinal y os cordones nerviosos; ligamentos vertebrales mantienen la columna vertebral erguida

Levantar y transportar objetos correctamente

● Si levantamos 50 kg de peso en la posición correcta, es decir, manteniendo la columna recta, la carga supera los 200 kg; si los discos intervertebrales están sanos, pueden aguantar esta presión sin ningún problema.

Levantar y transportar peso incorrectamente

● Sin embargo, si se levanta la misma carga con la espalda encorvada, la presión es de 700 kg. Semejante sobrecarga a la larga daña los discos intervertebrales.

Así pues, para no perjudicar a corto o a largo plazo los discos intervertebrales, es imprescindible levantar y transportar peso de forma correcta (pág. 35), de forma que sean los músculos abdominales y dorsales, y no los discos ni los ligamentos vertebrales, los encargados de realizar el esfuerzo.

Ligamentos vertebrales

Como ya sabemos, entre los arcos vertebrales, las apófisis espinosas y las apófisis transversas de los cuerpos vertebrales se encuentran los ligamentos vertebrales: el ligamento anterior y el posterior, que se extienden, como un calcetín, desde el occipital al sacro, por la cara delantera y trasera respectivamente del cuerpo de las vértebras (fig. arriba).

Los ligamentos de la columna vertebral sirven como medio de unión de las articulaciones y mantienen la columna «en su lugar».

La musculatura

Para luchar contra la fuerza gravitatoria y poder mover la columna vertebral es preciso poseer una musculatura fuerte (fig. abajo). Los pequeños cordones musculares, que van de una vértebra a la contigua, nos permiten efectuar el movimiento de rotación.

Por encima de estos pequeños músculos se extienden los largos músculos dorsales, que se localizan a izquierda y derecha de la columna vertebral. Estos músculos son comparables a la jarcia de un barco, en que la columna vertebral desempeña la función del mástil. La región cervical y la región lumbar de la columna vertebral son las partes musculares más fuertes.

Músculos abdominale

Los músculos abdominales –los transversales y los cordones musculares– actúan como un eficaz «corpiño» que mantiene recta la columna vertebral. Cuanto más fuerte sea la musculatura dorsal y abdominal, más aguante y estabilidad tendrá la columna.

El abdomen sobresale cuando la pared abdominal es débil. En consecuencia, la región lumbar de la columna vertebral se curva y se prolonga, originando así una lordosis.

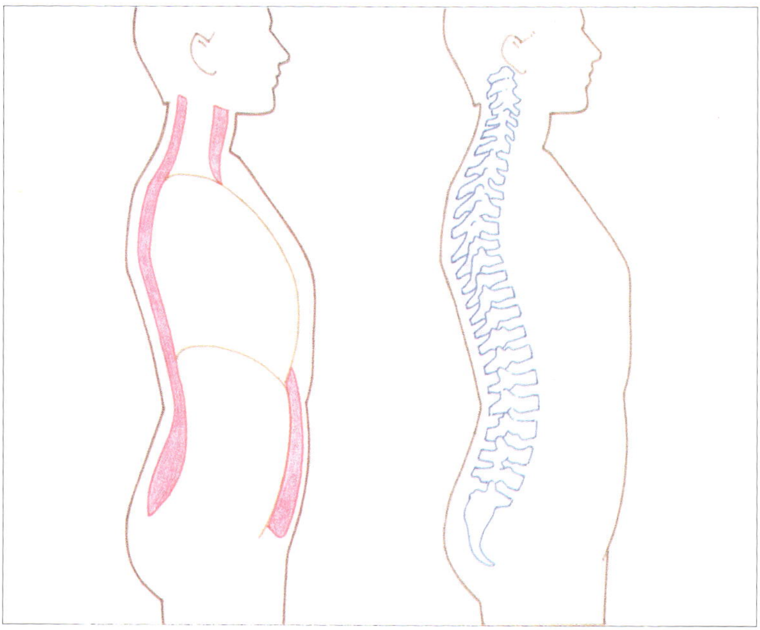

Las musculaturas del abdomen y de la espalda dan estabilidad a la columna vertebral

La columna vertebral c su curvatur natural. Las vértebr se unen unas a otra formando u

Para mantener la columna vertebral recta es muy importante la posición de los hombros: si los músculos que se extienden de la columna vertebral a la región escapular son fuertes, mantendrán los hombros en su posición adecuada y permitirán elevar los omóplatos y moverlos hacia la columna. En cambio, si dejamos caer los hombros, los músculos se contraen y las vértebras cervicales adoptan una postura incorrecta. La posición correcta de la pelvis como base del tronco es también fundamental, puesto que el equilibrio se consigue mediante el juego y contraposición entre los músculos abdominales, los de los muslos y los glúteos. Sin embargo, el hecho de pasar mucho tiempo sentados hace que estos músculos se contraigan y que disminuya la fuerza que ejercen los glúteos, con lo cual la pelvis adopta una postura inadecuada y la columna vertebral no puede mantenerse erguida.

Los pies también desempeñan un papel crucial. Un puente normal no daña la columna; pero si éste es muy pronunciado o se tienen los pies planos, aparecen a menudo dolores lumbares. Son especialmente poco recomendables los zapatos con tacones altos: no sólo perjudican la estructura del pie y los músculos de la pantorrilla, sino que también hacen que la región lumbar de la columna se curve de forma pronunciada.

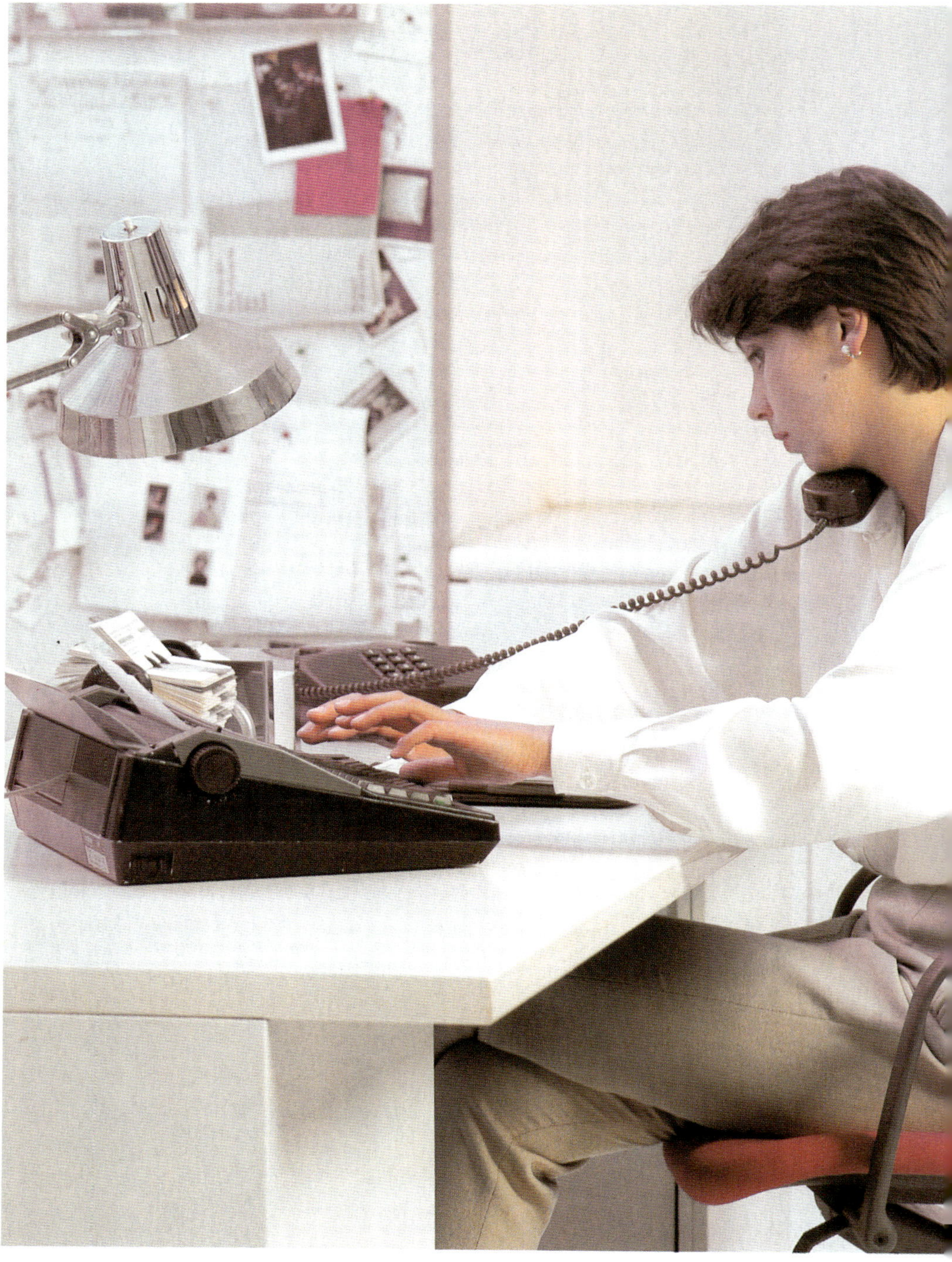

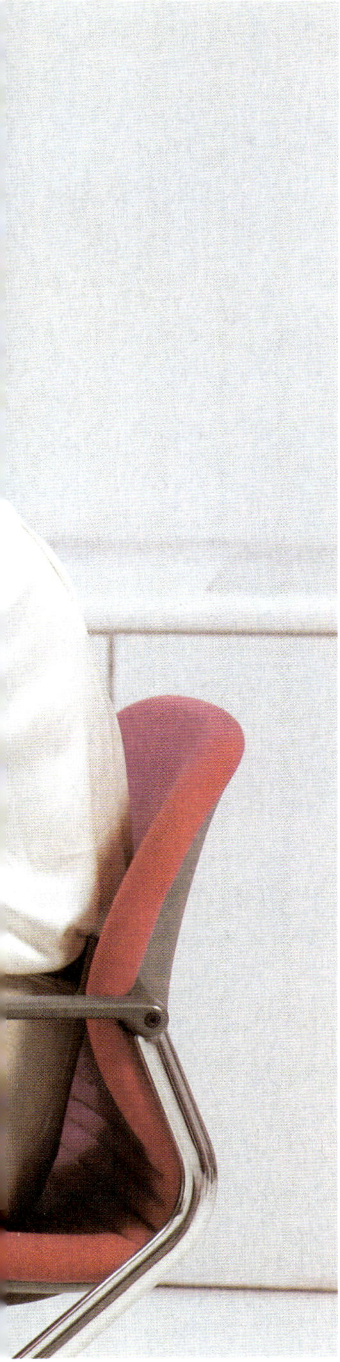

Moverse correctamente durante el día

Estar de pie, sentado, tumbado, inclinado, o levantar o transportar objetos pesados son acciones que nos son muy familiares porque las realizamos habitualmente. Pero ¿las llevamos a cabo correctamente? La mayoría de las veces no: adoptamos posturas viciosas y nos movemos de forma incorrecta. Además, el tipo de muebles que nos rodea o la práctica de algunos deportes también pueden favorecer la aparición de dolores de espalda. En este capítulo veremos cómo se deben ejecutar los diferentes movimientos y posturas que realizamos a diario. Encontrará, por un lado, las indicaciones para llevar a cabo ejercicios fáciles, que le permitirán descansar cuando realice durante largo tiempo una actividad en posición sentada o de pie, y por otro lado, información sobre los deportes que favorecen a nuestra espalda.

Aprendizaje de las posturas correctas

Las malas posturas, los movimientos incorrectos, las mesas o sillas inadecuadas en el trabajo, las camas, los colchones y los asientos del coche, a la larga contribuyen a lastimar nuestra columna vertebral y fomentan la aparición de los dolores de espalda.

Estar de pie, sentado o tumbado correctamente, así como inclinarse, levantar y transportar objetos, o que los muebles de nuestro alrededor sean los idóneos, son medidas que nos ayudan a corregir las malas posturas y movimientos incorrectos, y también a descargar la columna vertebral.

Corregir los movimientos incorrectos

Estar de pie correctamente

Los últimos estudios realizados demuestran que estar de pie correctamente, con la espalda recta, carga menos la columna vertebral que estar sentado. Cuando estamos bien erguidos, nuestra columna adopta su curvatura natural, y el peso corporal queda proporcionalmente repartido entre los cuerpos vertebrales, los discos intervertebrales y los ligamentos.

No estamos acostumbrados a estar de pie manteniendo una posición correcta como hacen los africanos y los indios. A menudo estamos de pie con la espalda curvada, y la cabeza y los hombros ligeramente echados hacia delante. Esta postura somete la columna vertebral y los músculos dorsales a un esfuerzo excesivo, de manera que con los años es fácil que aparezcan molestias en la

Así estará de pie correctamente

Manténgase erguido, de manera que la columna vertebral pueda adoptar su forma natural. Desplace el peso del cuerpo sobre la pierna que tiene ligeramente adelantada (fig. pág. 25).

espalda (fig. abajo). Tampoco es nada beneficioso adoptar una postura «militar», posición exageradamente erguida, que se caracteriza por comprimir la región lumbar sacando los músculos pectorales.

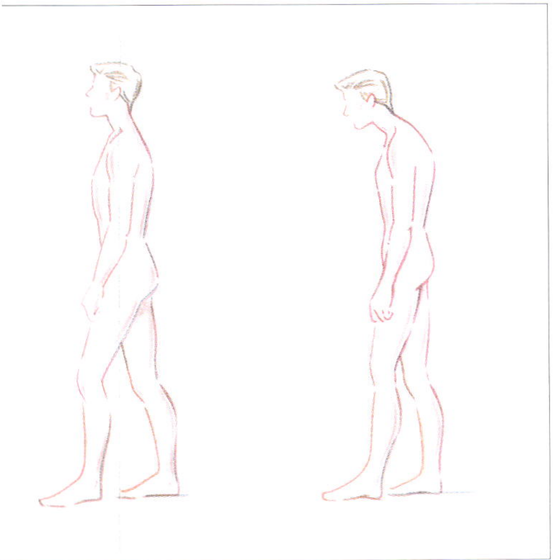

A diferencia de cuando andamos o corremos, cuando estamos de pie largo rato, aunque mantengamos la postura correcta, la musculatura de la espalda se cansa y entonces notamos los pies doloridos. La circulación de la sangre en las venas es más lenta y dificultosa. Por consiguiente, los pies se hinchan y duelen.

Estar de pie correcta e correctamente

▶ Si usted durante el día debe pasar largo rato de pie, procure no tener las piernas tensas; es preferible mantenerlas ligeramente dobladas.

● Conseguirá descargar la musculatura si de vez en cuando se estira extendiendo el cuerpo hacia arriba o apoyando el cuerpo a una pared o sobre la mesa (en la página 39 encontrará ejercicios breves para realizar durante los descansos).

● Si usted trabaja normalmente de pie, le recomendamos que use un taburete para no cargar los pies excesivamente. También le puede ser útil una silla alta para mantener la cadera más elevada.

■ No lleve zapatos de tacón alto durante muchas horas, ya que de lo contrario la pelvis tiende a echarse hacia delante y la región lumbar de la columna vertebral se curva excesivamente, lo que puede producir dolores de espalda.

Sentarse correctamente

El mal del asiento

El *mal del asiento* es como llaman los expertos a las molestias originadas por la falta de movilidad y por realizar en posición sentada la mayor parte de las actividades. Cuando estamos sentados «cómodamente» con la espalda encorvada, doblamos con exceso la región lumbar y torácica de la columna vertebral, quedando la pelvis hacia atrás y la cabeza demasiado inclinada hacia delante. Con esta postura tan perjudicial, los ligamentos de la columna vertebral, las pequeñas articulaciones y los discos intervertebrales, así como los órganos pectorales y abdominales, se cargan excesivamente. Si se reduce la caja torácica, las costillas ya no pueden mantener su posición adecuada, y esto dificulta la respiración y la circulación de la sangre. Asimismo, la reducción de la zona abdominal no favorece el proceso digestivo.

Sentarse correcta e incorrectamente

Sentarse incorrectamente también afecta el aguante del cuello y de la cabeza. Si queremos mirar hacia delante teniendo la espalda encorvada, las vértebras cervicales están obligadas a contraerse demasiado, y la cabeza queda hacia delante, desplazada del conjunto vertebral. Los músculos escapulohumerales y los de la nuca, al estar obligados a sostener la cabeza, se tensan demasiado. Las articulaciones que unen la cabeza con las vértebras cervicales (pág. 16) se ponen rígidas y producen los dolores de cabeza, irradiados desde el occipucio hasta la frente.

Existe una estrecha relación entre las articulaciones de la cabeza, la visión y el sentido del equilibrio percibido en el oído interno. Por este motivo, al percibir una presión muy fuerte en la región ocular es probable que sintamos vértigo y un fuerte zumbido llegue a nuestros oídos. Si adoptamos esta postura durante mucho tiempo –muchas personas la mantendrán durante toda la vida–, determinados

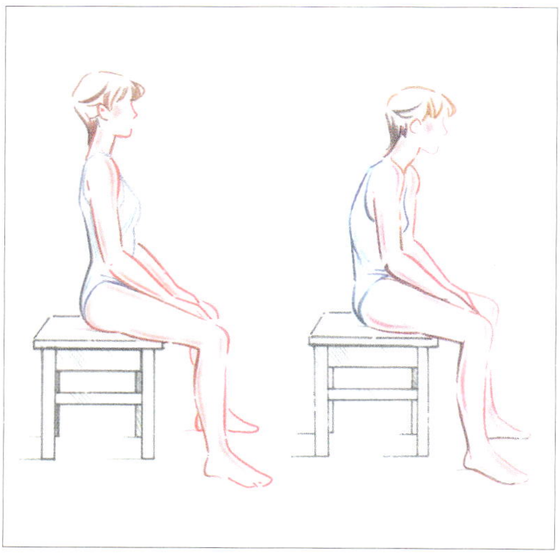

Sentarse correctamente

Enderece el tronco, de manera que la columna adopte su forma natural. Al sentarse, la pelvis debe quedar ligeramente avanzada. Asegúrese de que las dos protuberancias óseas del isquión tocan la superficie de la silla al apoyar las nalgas sobre el asiento (fig. izquierda).

grupos de músculos de la parte trasera del muslo (los que permiten doblar la rodilla), los abdominales y los pectorales mayores se contraen. Sin embargo, si periódicamente realizamos ejercicios de estiramiento de estos músculos, se cumplirán los requisitos para que mantengamos la postura correcta.

Manteniendo esta posición relajada la columna vertebral se estira, la caja torácica permanece elevada y recta, y podemos moverla sin dificultades. Entonces podemos realizar la respiración abdominal y, a la vez, la región cervical de la columna vertebral puede adoptar su curvatura natural. La cintura escapular se mueve sin tensión sobre la caja torácica. El conjunto de vértebras cervicales mantiene su curvatura natural y la cabeza permanece derecha.

Debemos hacer un gran esfuerzo para rectificar la posición incorrecta de los músculos dorsales debida a las malas posturas adoptadas. Los músculos necesitan descargarse, especialmente cuando debemos permanecer largo tiempo sentados. Por este motivo debemos encontrar la manera de hacer que los músculos dorsales no estén siempre tensos,

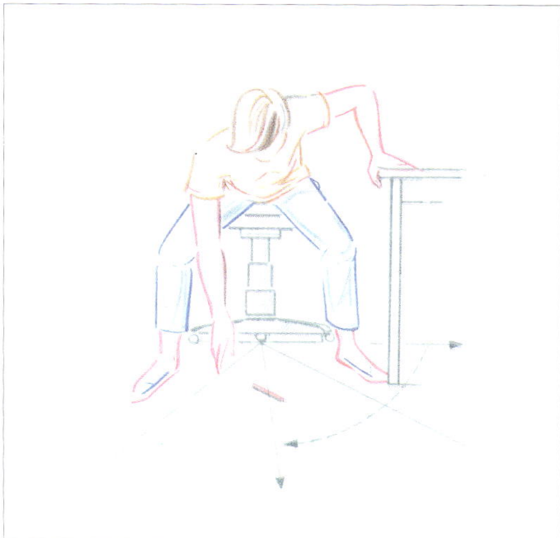

y de evitar estar sentados con la espalda encorvada e inclinada hacia delante.

Si usted tiene que permanecer sentado durante muchas horas recuerde que debe mantener la espalda lo más recta posible.

Precisamente cuando estamos sentados correctamente, erguidos, manteniendo la pelvis hacia delante, estamos haciendo un buen ejercicio para fortalecer los músculos dorsales.

Sentados correctamente fortalecemos los músculos

■ Sólo estaremos sentados correctamente cuando separemos las dos piernas dejando un ángulo de aproximadamente 45º. De esta manera, la columna dispone de la estabilidad necesaria para mantenerse recta. En el espacio que quede libre entre las piernas,

Aprendizaje de las posturas correctas

Sector de movimiento

denominado *sector de movimiento* (figura pág. 27), podremos realizar los movimientos necesarios cuando estemos sentados, ya sea en la mesa del comedor o del despacho. Si ejecutamos un gesto fuera de este sector de movimiento, este espacio se traslada; por ejemplo, al coger un objeto de un cajón de la parte más inferior de la mesa, al recoger un bolígrafo del suelo, o al descolgar el teléfono que tenemos colgado en la pared. Para realizar estos movimientos desplace siempre todo el cuerpo junto, dejando unos 90° entre las piernas. Sólo así mantendrá recta la columna vertebral, de lo contrario contribuirá a que adopte una forma arqueada y torcida.

Levantarse y volver a sentarse correctamente

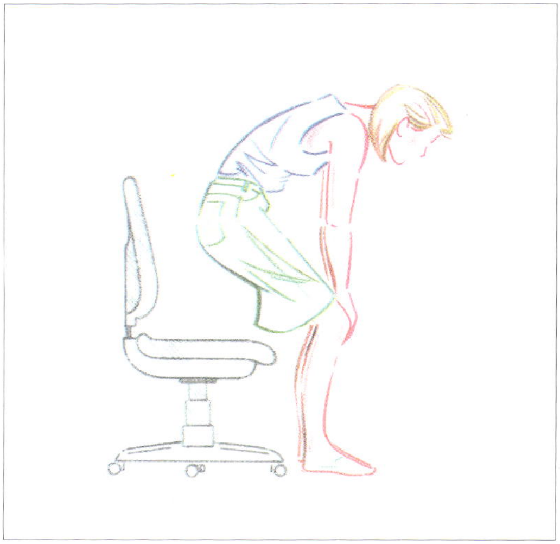

Levantarse y volver a sentarse correctamente

Levantarse y volver a sentarse incorrectamente

Cuando se levante y se vuelva a sentar también deberá mantener la espalda erguida. Si

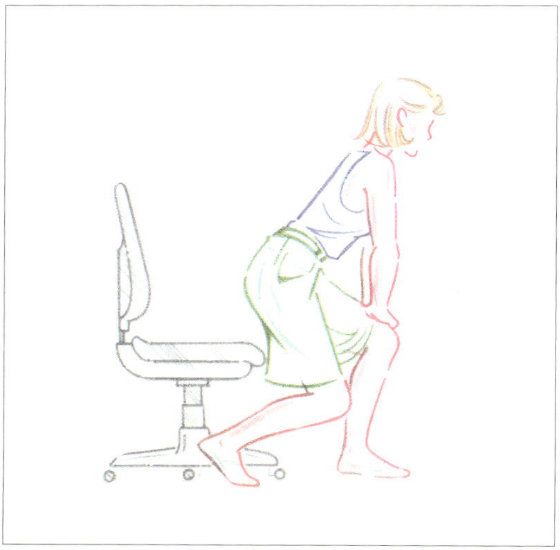

Así es como debe levantarse

Mantenga la columna vertebral erguida. Incline la parte superior del cuerpo hacia delante y levántese apoyándose con las manos en la rodilla donde recae el peso. La columna debe permanecer siempre recta y estable (fig. izquierda).

Así es como debe volver a sentarse

Es muy importante que al volver a sentarse la columna se mantenga recta; no se deje caer (fig. arriba).

al ir a sentarse deja caer el cuerpo en el sillón, la parte central de la columna lumbar se arquea bruscamente. Asimismo, si se levanta de una silla de forma repentina asestará un golpe brusco a las estructuras de tejido conjuntivo de las vértebras lumbares, fomentando así su desgaste. Con el tiempo, llegará a un punto en que la columna ya no podrá ejecutar el movimiento de levantarse y de sentarse de forma normal, y es entonces cuando aparecerán fuertes dolores lumbares.

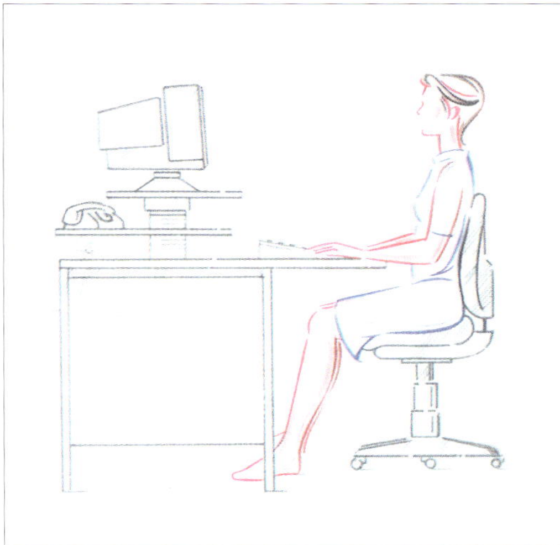

Un buen espacio de trabajo debería ser así

La silla de trabajo apropiada y complementos

Complementos para la espalda

Algunos complementos pueden hacer más ligero el esfuerzo que realizan los músculos dorsales. Por ejemplo, algunas personas ponen un cojín de espuma en forma de cuña encima de la silla, que mantiene la pelvis avanzada y hace posible que la columna adopte su curvatura natural. Este tipo de cojines también se utilizan como apoyo para la región lumbar.

■ Si usted padece molestias de espalda, consulte a su médico, que podrá determinar si es conveniente para usted el uso de semejantes complementos.

Para aquellas personas que en el trabajo deban pasar gran parte del tiempo sentadas, es aconsejable que utilicen sillas con respaldo recto (fig. arriba). Muchas sillas de oficina son ergonómicas, es decir, facilitan la postura correcta de la columna vertebral (la ergonomía estudia la adaptación del trabajo a las condiciones físicas y psíquicas de las personas). Sin embargo, la silla de trabajo óptima no garantiza la adopción automática de una postura correcta; incluso con una silla de estas características es posible sentarse incorrectamente. Por lo tanto, debemos tener presente que las sillas más adecuadas sólo proporcionan el respaldo necesario.

Aprendizaje de las posturas correctas

La silla apropiada

▶ La silla ergonómica debe ser de altura graduable, para hacerla más alta o más baja según convenga.

● La superficie de la silla debe ser suficientemente grande. El respaldo, ligeramente elevado, y el borde delantero, redondeado. Si la superficie del asiento es totalmente plana, puede ejercer una presión desagradable para la musculatura del muslo y además puede perjudicar la circulación de la sangre en las piernas.

● El respaldo debe ser igualmente regulable y llegar a la altura de la escápula.

● Siéntese en la silla ocupando con las nalgas toda la superficie del asiento. Ponga el respaldo de manera que la pelvis llegue a la altura de la línea del cinturón.

▶ Para trabajar junto a la mesa, el asiento debe acoger por completo los muslos; apoye el pecho en el borde de la mesa y ponga los antebrazos sobre ésta.

● Si escribe con la mano derecha (o izquierda), o quiere pasar páginas cuando lee, apoye el codo izquierdo (o derecho) sobre la mesa y sosténgase la cabeza con la mano izquierda (o derecha).

Leer y escribir

● Al leer o escribir no coja el mal hábito de inclinar el dorso sobre la mesa, y mantenga siempre la espalda lo más recta posible; así evitará lastimar la región lumbar y la nuca.

La mesa de trabajo apropiada

● La altura de su mesa de trabajo debe adaptarse a su estatura. La superficie de la mesa debe estar a una altura que permita apoyar los codos y los brazos formando un ángulo recto respecto a los antebrazos (fig. pág. 29). Las mesas con la superficie ligeramente inclinada son las más adecuadas para la espalda.

● Si trabaja con ordenador, debe tener los ojos a la altura de la mitad de la pantalla, a una distancia de entre 50 y 60 cm del monitor (fig. pág. 29).

● Si trabajando con un ordenador o máquina de escribir debe leer y escribir al mismo tiempo, coloque el texto cerca del teclado, así no tendrá que volver la cabeza continuamente y evitará cargar de forma innecesaria los músculos escapulares y de la nuca.

Es importante tomarse un descanso

Desde el punto de vista ergonómico no es recomendable trabajar dirigiendo la mirada siempre hacia la misma dirección, y menos cuando se

da dos horas, un descanso

trabaja delante de una pantalla de ordenador. La concentración y la fijación de los ojos a la pantalla cansa la vista. Además los músculos de la nuca, que sostienen la cabeza, y los músculos escapulohumerales también se sobrecargan debido a la falta de movimiento. Como consecuencia aparece dolor de cabeza y de nuca.

▶ Tómese un breve descanso al menos cada dos horas, para relajarse, levantarse y dejar que la vista descanse.

Encontrará ejercicios fáciles para realizar durante los descansos.

Sentarse correctamente ante el televisor

Después de conocer las condiciones necesarias para estar sentado con la espalda recta, seguramente también le interesará saber si existe la posibilidad de sentarse de forma relajada sin sentir la columna vertebral cargada –sobre todo por la noche, cuando después del trabajo desea sentarse cómodamente en su butaca o sillón a ver cómodamente la televisión.

Lamentablemente, los sillones tapizados normalmente son demasiado hondos y blandos, y la superficie del asiento queda a baja altura, con lo cual obligamos a la espalda a que adopte una postura curvada hacia fuera.

▶ Para que no sea así, coloque una almohada en la butaca o en el respaldo del sofá y una colcha flexible en la superficie del asiento. De este modo evitará que la espalda se curve.

▶ Para relajarse también puede tumbarse en el sofá colocando las piernas elevadas; un taburete le será muy útil. Si además se coloca una almohada en la región lumbar, de manera que la columna no se combe, podrá disfrutar del resto del día relajada y cómodamente.

Sentarse correctamente en el automóvil

La mayoría de los asientos de los automóviles no suelen ser muy buenos para salvaguardar la salud de la espalda. Se hunden por la parte central y posterior y esto fuerza a la espalda a adoptar una forma curvada. Sólo se consigue apoyar la columna correctamente y mantener la cabeza y el cuello erguidos cuando el ángulo de inclinación entre el respaldo y el asiento del automóvil va de 90 a 100° aproximadamente (fig. pág. 32).

Esto no es así, especialmente cuando se realizan largos trayectos, las vértebras cervicales se tensan y se someten a un esfuerzo excesivo.

Así es como debe sentarse en el automóvil

▶ Coloque una almohada en la región lumbar de la columna vertebral (fig. abajo).

Hacer descansos periódicos cuando conducimos

▶ Cuando conduzca, permítase un descanso al menos cada tres horas y descargue la espalda realizando ejercicios fáciles y estiramientos. Muchas personas sufren las consecuencias de no haber tomado estas medidas preventivas. Si usted permanece largo rato sentado en el coche, los ligamentos y los discos intervertebrales se someten a un esfuerzo excesivo, y los músculos quedan completamente agarrotados. Si encima después descargamos el equipaje del maletero, la columna vertebral se resentirá: es posible que suframos un lumbago que nos amargará las vacaciones.

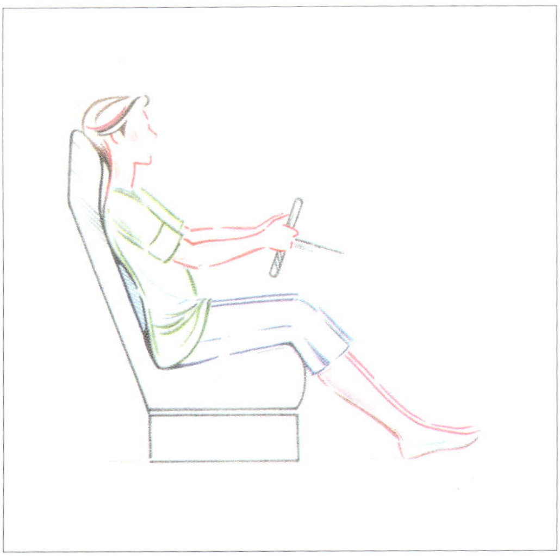

Tumbarse correctamente

Cuando estamos tumbados es cuando la espalda reposa mejor. Se detiene el trabajo muscular necesario para mantener el cuerpo erguido y cesa la presión que pesa sobre los discos intervertebrales, los cuerpos vertebrales y las articulaciones. No obstante, también hay personas que incluso estando tendidas padecen dolores lumbares y por la mañana suelen levantarse con dolores de espalda. El motivo de semejantes molestias puede muy bien ser el tipo de colchón (pág. 34). Sin embargo, al igual que no existe

Así estará tumbado correctamente

Para prevenir o evitar dolores de espalda mientras descanse, repose primero durante unos minutos boca arriba. De este modo descargará los ligamentos y permitirá que los músculos contraídos se distiendan.

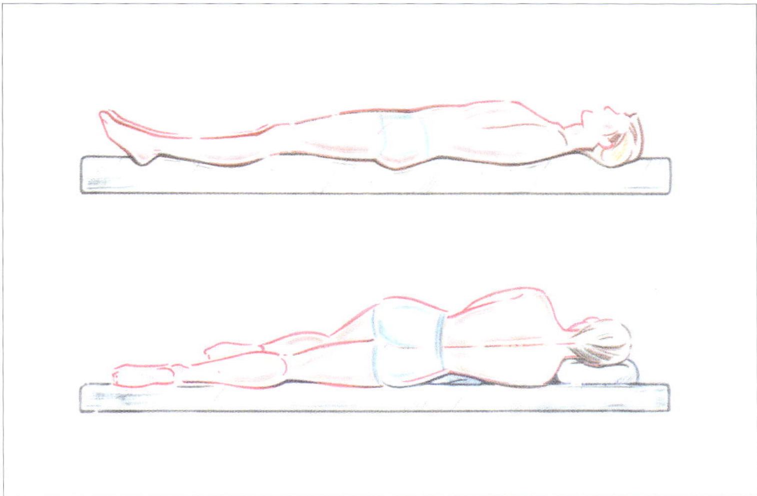

Tumbarse de forma correcta, boca arriba y de lado

la silla ideal, tampoco existe el colchón ideal. Los dolores lumbares no se originan por la noche mientras dormimos, sino durante el día, como resultado del trato que recibe diariamente la columna vertebral.

▶ Si prefiere dormir de lado, doble la pierna superior dejándola descansar sobre el colchón, y estire la otra. De este modo conseguirá mantener la espalda recta y la columna adoptará su curvatura natural (fig. pág. 32).

Muy útil: una almohada

▶ Si tiene las caderas anchas, coloque debajo del cuerpo a la altura de la cintura una almohada o una toalla. Así evitará que se curve la región lumbar de la columna. La almohada no tiene que ser ni muy gruesa ni muy delgada (fig. arriba).

Levantarse de forma correcta estando tumbados

Si salta de la cama incorporando rápidamente la espalda o un lado del cuerpo, los discos intervertebrales, los ligamentos y las articulaciones no pueden adaptarse súbitamente al cambio de posición. Por consiguiente, la espalda se somete a un esfuerzo excesivo.

Así es como debe levantarse

Desperécese y estire bien el cuerpo antes de levantarse.

▶ Realice a continuación unos estiramientos. Coloque un almohadón o una toalla enrollada debajo de la región lumbar de la columna, mantenga las piernas abiertas; proceda con los estiramientos alternando ambas piernas.

● Para estirar bien la columna vertebral mantenga durante unos minutos la posición boca abajo. Si aguanta esta postura sin dificultades, puede intensificar el estiramiento, apoyando los codos en el colchón y levantando ligeramente la parte superior del cuerpo.

● Si estando tumbado boca arriba desea levantarse directamente, estire las piernas y gire simultáneamente el cuerpo hacia el lado de la cama por el que suele levantarse. A continuación, incorpórese, manteniendo la espalda recta y, apoyándose sobre los codos, ponga los pies en el suelo. Mediante esta técnica conseguirá pasar a la posición sentada sin retorcer ni perjudicar la columna vertebral (fig. abajo).

El colchón adecuado

La superficie donde reposa el colchón no debe ser flexible, sino firme. Es importante que la base sea de madera, puesto que un somier de muelles flexible o de tela metálica no es suficientemente estable.

Importante: una buena base para el colchón

■ El colchón debe permitir que el cuerpo repose cómodamente (fig. pág. 33). Las personas con

Cómo levantarse correctamente

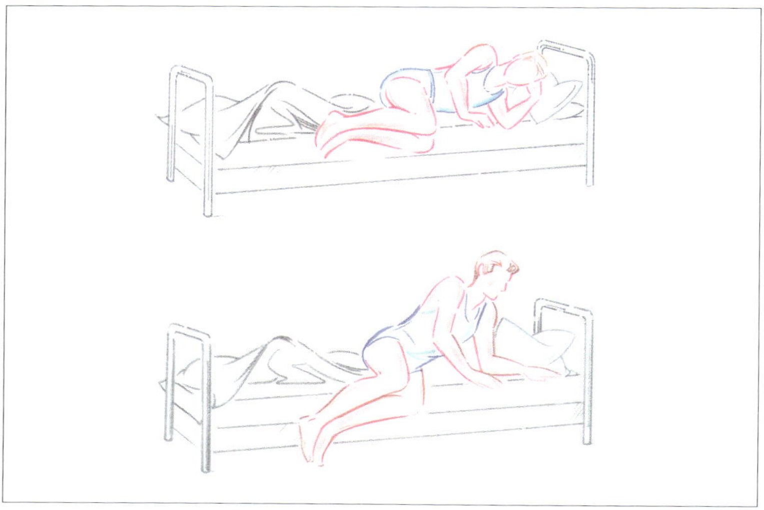

más peso necesitan un colchón más duro que las personas más «ligeras», con lo cual es preferible tratar este aspecto individualmente. Menos importante es el tipo de material utilizado para rellenar los colchones: crin de caballo, lana esquilada, látex o espuma. Compruebe periódicamente que su colchón sigue estando en buenas condiciones y que no se haya deformado. De lo contrario, debería cambiarlo.

Levantar y transportar objetos e inclinarse correctamente

Aparte de la posición sentada y la acción de levantar peso, hay otros dos movimientos corporales muy importantes: transportar objetos pesados e inclinarse. Precisamente en muchas ocasiones los dolores son debidos al levantamiento o transporte de peso de forma incorrecta. Por ejemplo cuando nos trasladamos de piso, o cuando llevamos maletas con la espalda encorvada es cuando es más probable que empiece de repente un dolor punzante o lacerante en la región lumbar: así se manifiesta el lumbago.

El lumbago como consecuencia de movimientos inadecuados

En la mayoría de casos, del lumbago se derivan dolores más fuertes que llegan a limitar así los movimientos corporales considerablemente. Ocasionalmente sólo se trata de un hecho aislado. Sin embargo, el lumbago también puede ir en aumento como consecuencia del daño que sufre nuestra columna al transportar y levantar pesos e inclinarse. El hecho de doblar y encorvar la espalda cuando nos inclinamos perjudica seriamente la columna vertebral, sobre todo si levantamos objetos pesados de manera incorrecta.

Levantar y acarrear peso

La ley de la palanca

Por la física conocemos la ley de la palanca, según la cual cuanto mayor sea el brazo de resistencia y menor sea el brazo de potencia, más fuerza tendremos que hacer para levantar el peso. Sin embargo, el brazo de potencia de la columna vertebral –los músculos lumbares– es muy corto. En la página 18 hemos podido ver lo mucho que dañamos la columna vertebral al levantar o transportar peso. Si levantamos una carga de sólo 10 kg –lo que corresponde al peso de un niño pequeño, una caja de botellas o una maleta no muy pesada– al curvar la columna vertebral, la dañamos considerablemente.

Aprendizaje de las posturas correctas

Así se levantan pesos correctamente

Al levantar pesos debemos procurar que el brazo de resistencia sea lo más corto posible, esto significa que la acción se debe ejecutar con el peso lo más cerca posible del cuerpo.

● Mantenga la columna vertebral lo más recta posible, de manera que los ligamentos y los discos intervertebrales no tengan que resistir la carga, sino que sean los músculos abdominales y dorsales los encargados de realizar el esfuerzo. Es muy importante mantenerse erguido. Para la columna vertebral es sobre todo perjudicial levantar un objeto y simultáneamente girar el tronco, puesto que de este modo dañamos los discos intervertebrales, los ligamentos y las articulaciones.

Levantar peso correctamente

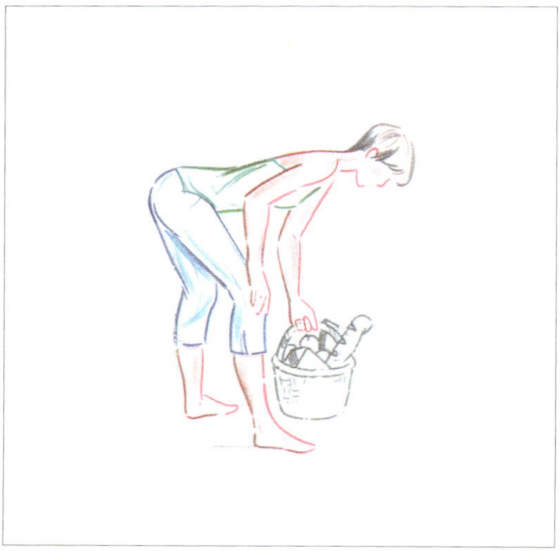

▶ Separe las piernas, manteniéndose firme.

● Acerque el cuerpo todo lo posible al objeto que desee levantar.

● No lo levante curvando la espalda; debe usar las rodillas ayudándose con las articulaciones de la cadera.

● Haga fuerza con los músculos abdominales manteniendo en todo momento la columna vertebral recta.

● Mientras realiza el levantamiento no gire el cuerpo.

● No levante peso súbita y bruscamente. Hágalo lenta y gradualmente.

Inclinarse

¿Cuántas veces tenemos la necesidad de inclinarnos para recoger algo mientras llevamos a cabo las tareas de la casa?

Cada vez que nos inclinamos incorrectamente podemos estar dañando ligeramente la columna vertebral, la cual probablemente «se vengue» en algún momento ocasionándonos dolor de espalda.

● Las personas que tienen el tronco largo y las extremidades inferiores cortas es recomendable que al agacharse

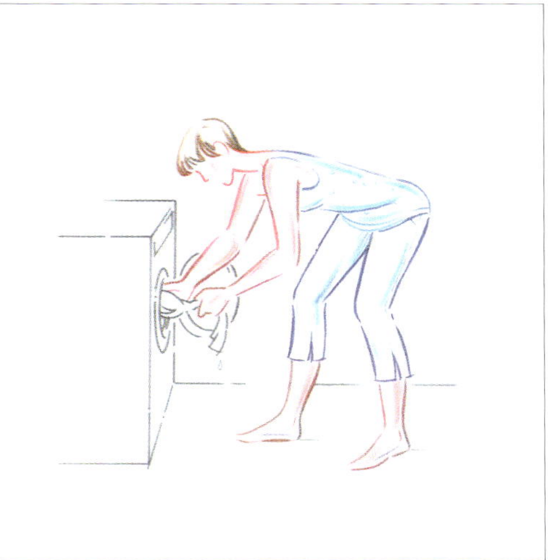

Para inclinarse correctamente

Existen dos posibilidades: manteniendo el tronco en posición vertical, agachándose, o inclinando la parte superior del cuerpo hacia delante hasta conseguir una posición horizontal.

Inclinarse correctamente

bajen el cuerpo siguiendo una línea vertical, doblando las articulaciones de las rodillas y el tronco a partir de la cadera, manteniendo siempre la columna vertebral recta.

- En cambio, las personas que tienen las extremidades inferiores largas deberían inclinar el tronco hasta llegar a la posición horizontal, manteniendo sobre todo la columna vertebral recta y doblando ligeramente las articulaciones de las rodillas. Pueden ayudarse apoyándose en una mesa o una silla.
- Si normalmente realiza una actividad a una altura por debajo de su cadera, coloque una pierna más adelante y arrodille la otra.

Debe hacer el esfuerzo de mantener siempre la espalda recta cuando se incline, cualquiera que sea la actividad que quiera realizar. He aquí algunos ejemplos.

- El modo en que nos sacamos las medias o los calcetines puede afectar la región lumbar.
- Cuando planche, coloque la tabla de planchar a una altura que no le obligue a arquear la columna vertebral, y ponga un pie encima de un pequeño taburete (figura abajo). Si debe planchar durante muchas horas,

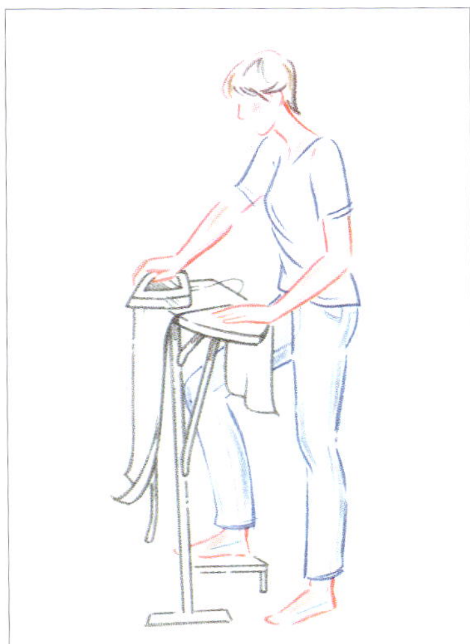

Trabajar siempre con la espalda recta, por ejemplo, planchando

Aprendizaje de las posturas correctas

es mejor que lo haga sentado, especialmente si padece dolores de pies o varicosis.

● No haga la cama inclinando la espalda sobre ella; debe hacerlo arrodillándose sobre la cama, manteniendo al mismo tiempo la columna recta.

● El mango de una escoba, de una aspiradora o de un rastrillo debe ser suficientemente largo como para no tener que doblar la espalda. Cuando realice estas tareas no intente llegar a todos los rincones flexionando la espalda; desplace todo el cuerpo.

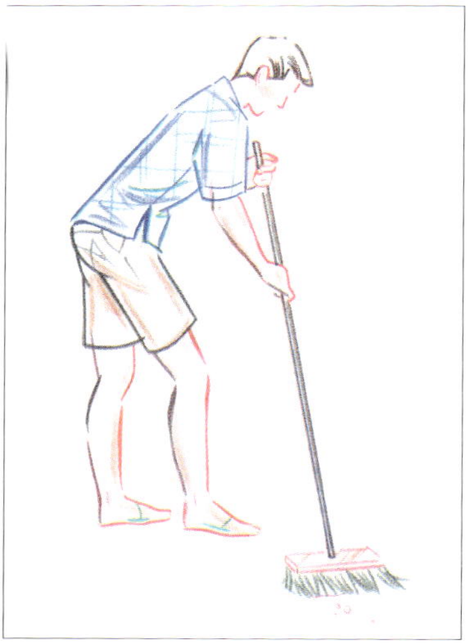

Trabajar con la espalda recta, por ejemplo, barriendo

● Muchas personas padecen dolor de espalda por mantener la columna curvada mientras realizan diversas actividades, como lavarse, afeitarse, fregar los platos, etc., sobre todo en lavabos o fregaderos demasiado bajos, que como mínimo deben estar a la altura de la cadera, de manera que no sea tan pronunciada la inclinación de la espalda. También es recomendable separar un poco las piernas, o doblar ligeramente las rodillas apoyando la cadera en el lavabo o fregadero.

● Si al ir de compras va muy cargado, distribuya equitativamente el peso entre los dos brazos. Mejor aún es llevarlo en una mochila o utilizar un carrito de compras.

En los países del Tercer Mundo, las personas suelen llevar el peso en la cabeza, y de hecho este método, ya utilizado antiguamente en nuestra sociedad como podemos observar en algunas pinturas, es la mejor forma para no cargar excesivamente la columna vertebral.

■ Si a menudo debe levantar y transportar peso, o no le queda otro remedio que realizar su trabajo con la espalda curvada, debería procurar tomarse un descanso y aprovechar para realizar unos ejercicios sencillos.

Ejercicios en reposo

Aquellos movimientos que se realizan sólo con un lado del cuerpo sobrecargan la columna vertebral y originan tensiones musculares y molestias dorsales. Es lo que les ocurre, por ejemplo, a la secretaria o al empleado de banca que permanecen diariamente muchas horas sin abandonar su mesa de trabajo o ante la pantalla del ordenador. También padecen tensiones musculares las personas que desempeñan su tarea estando constantemente de pie, como por ejemplo quienes trabajan en una peluquería, los dependientes de un comercio y quienes se dedican a la jardinería, ya que están constantemente inclinándose y forzando sus espaldas.

Existe una manera eficaz para descargar la columna vertebral y los músculos, y contrarrestar el peligro que supone ejecutar movimientos de forma desequilibrada. Consiste en mantener la posición adecuada, moverse correctamente en el trabajo, y en realizar ejercicios sencillos cuando se tome un descanso. Si además diariamente en su casa se propone hacer algunos ejercicios del programa que le ofrecemos en esta guía (pág. 52), podrá contrarrestar la sobrecarga que sufre un lado de su cuerpo y estabilizarlo.

Ejercicios en el trabajo

■ Lo más importante no es hacer diariamente ejercicios durante mucho tiempo; para mantener la espalda sana basta con dedicar al cuerpo unos minutos cada día .

Sólo unos minutos cada día

Si tiene que permanecer mucho tiempo sentado

Tómese periódicamente un descanso para descargar la columna vertebral, y con ello conseguirá evitar que las largas horas sentado le dañen la región lumbar.

En función del tiempo de que disponga, puede hacer los ejercicios seguidos o seleccionar los que más le convengan.

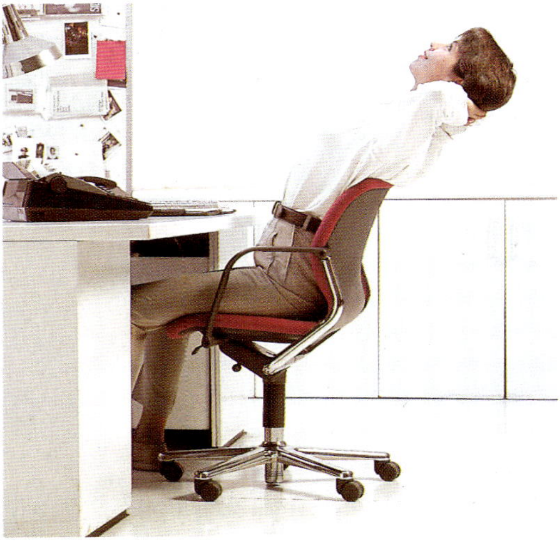

Estirar el cuerpo

Levantarse correctamente

▶ Siéntese en una silla, de manera que el asiento acoja por completo las nalgas, que deben llegar hasta el fondo de la superficie, y apoye bien los riñones y la espalda en el respaldo.

Coloque los pies en el suelo, dejando entre ambos una distancia algo superior a la anchura de sus caderas.

Póngase las manos en la cabeza por encima de la nuca de manera que los codos apunten hacia los lados.

Trate de no subir mucho los hombros.

Curve ligeramente la espalda hacia atrás por encima del respaldo del asiento y mantenga esta posición. Respire hondo y rítmicamente.

Realice este ejercicio durante unos minutos.

Estirar las corvas

▶ Con el fin de obtener más libertad de movimiento, sitúe la silla lo más lejos que pueda de la mesa.

Siéntese en la parte delantera del asiento.

Deje una pierna doblada y estire la otra, con la punta del pie hacia arriba, de modo que el único punto de apoyo sea el talón.

Estire la columna vertebral e incline el tronco hacia delante, como si intentara tocarse la rodilla estirada con el tronco.

Mantenga esta posición durante un minuto y recuerde que debe respirar profunda y rítmicamente mientras realiza este ejercicio.

Respirar profunda y rítmicamente

Repita el ejercicio estirando la otra pierna.

También puede realizarlo tumbado en el suelo.

Mover la columna vertebral

▶ Siéntese en la parte delantera del asiento de una silla y coloque los pies planos en el suelo dejando una distancia algo mayor a la anchura de sus caderas.

Estire la columna vertebral y póngase las manos en el abdomen.

Coordine el movimiento de la columna con la respiración abdominal (pág. 88). Empiece con una espiración; observará que la pared abdominal se contrae y se arquea la parte inferior de la columna vertebral. Cuando inspire, estire la columna y notará cómo el abdomen se expande.

Repita este ejercicio 3 veces.

Tensar el cuerpo

▶ Separe la silla de la mesa, manteniendo entre ambas la distancia equivalente a la longitud del brazo.

Coloque la planta de los pies pegada al suelo, dejando entre ambos una distancia algo mayor a la anchura de las caderas.

Doble ligeramente los brazos y ponga los dedos encima de la mesa, apoyando el pulpejo de las manos en el borde.

Estire la columna vertebral y el cuello hacia arriba y al mismo tiempo tire los hombros hacia atrás.

Estire bien las piernas con las puntas de los pies mirando hacia arriba, de manera que el único punto de apoyo sean los talones.

Mantenga esta posición durante un minuto.

Mientras realiza este ejercicio procure respirar profunda y rítmicamente.

Después de realizarlo una vez, relájese un poco y repítalo.

Relajarse estando sentado

Durante una pausa en el trabajo

Este ejercicio de relajación es especialmente indicado para realizar cuando se tome un descanso en el trabajo.

Para que toda la planta del pie pueda reposar en el suelo se recomienda no llevar zapatos de tacón alto.

Tiempo para cada paso

Ejecute el ejercicio con tranquilidad, tomándose el tiempo suficiente para cada paso.

▶ Siéntese en una silla pegando las nalgas cómodamente contra el fondo del asiento, y apoye riñones y espalda en el respaldo.

Coloque los pies pegados al suelo, dejando entre ambos una distancia algo mayor a la anchura de sus caderas.

Cierre los ojos y concéntrese en los ruidos de fondo. Relájese. Arrellánese en el asiento.

Tendrá la sensación de que se le elevan los brazos. Si deja caer suavemente los hombros, notará que los músculos de la nuca se relajan.

Después dirija su atención a los pies.

¿Siente las plantas de los pies contra el suelo? ¿Nota los músculos descansados? Y los dedos ¿aún los tiene agarrotados?

Imagínese por unos momentos que de las plantas de sus pies crecen largas raíces que arraigan en el suelo.

A continuación, concentre su atención en la postura de su pelvis.

¿Cómo nota las nalgas en el asiento, total o más bien parcialmente en contacto con la superficie de la silla?

Imagínese por unos momentos que está sentado en la playa y poco a poco su pelvis se hunde suavemente en la arena. Esta idea le ayudará a «amoldarse» al asiento.

Ponga atención en su respiración.

¿Dónde localiza más claramente los movimientos de inspiración y espiración? ¿Respira superficialmente a intérvalos cortos, o pausada y profundamente?

Respire hondo por la nariz, deje pasar el aire a través de la faringe para que se introduzca hasta sus pulmones.

Deje que el efecto del aire expanda el abdomen.

Finalice la relajación y abra los ojos lentamente.

Estire bien el cuerpo hasta que se sienta bien descansado.

Estire el cuerp
y relájese

Si tiene que permanecer mucho tiempo de pie

Relajación
de los muscul
escapulohum
y dorsales

¿Su trabajo le obliga a permanecer mucho tiempo de pie? ¿Siente, a consecuencia de ello, los músculos dorsales tensos?

Si es así, tómese un descanso y realice el siguiente ejercicio de relajación.

Pared y espalda

▶ Apoye la espalda contra la pared o contra una puerta cerrada.

Coloque los pies en el suelo, dejando entre éstos y la pared la distancia equivalente a la longitud de un pie, y entre ambos, una distancia algo mayor a la anchura de su cadera.

Doble ligeramente las rodillas.

Es necesario que toda la espalda, los brazos y el dorso de las manos toquen la pared.

Mueva la pelvis hacia atrás, de forma que la espalda haga presión contra la pared (fig. 1).

A continuación, adelante la pelvis de manera que la región dorsal de la columna vertebral se separe de la pared (fig. 2).

Vaya alternando estas dos posiciones.

Repita el ejercicio hasta 4 veces.

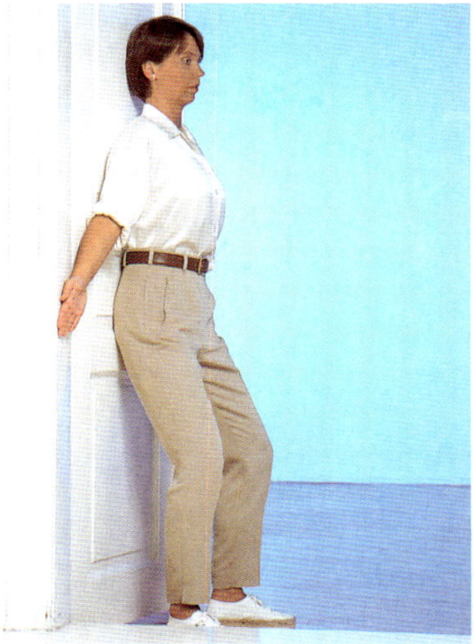

Pared y espalda (1)

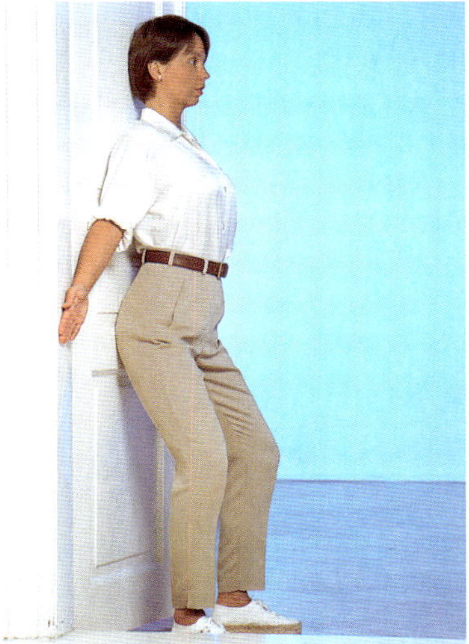

Pared y espalda (2)

Si con frecuencia debe inclinarse hacia delante o acarrear peso

Si trabaja muchas horas flexionando el tronco hacia delante, como los jardineros, o si a menudo levanta objetos pesados, entonces tómese un descanso y realice el siguiente ejercicio; le aliviará el dolor en la región lumbar.

Torsión del tronco (McKenzie)

Relajación de la región lumbar

Póngase de pie y estire la columna vertebral. Deje una distancia entre los pies algo mayor a la anchura de las caderas. Colóquese ambas manos en la parte trasera de la pelvis a izquierda y derecha del hueso sacro, los pulgares en el hueco de la cintura y con las puntas de los dedos apuntando al suelo. Estire el cuerpo e incline la cabeza y la espalda hacia atrás, hasta que sienta tensa la parte delantera del tronco.

Mantenga esta posición durante un minuto y seguidamente vuelva a la posición inicial.

Repita una vez más este ejercicio.

Si tiene los brazos y los hombros cargados

¿Debe mantener usted los brazos elevados en su trabajo, como quien trabaja en una peluquería? ¿Mientras realiza las tareas de la casa se le cansan mucho los brazos y nota tensos los músculos de la nuca, como por ejemplo al tender la ropa o colgar cortinas? Si es así, tómese un descanso y realice el ejercicio *péndulo de brazos*, para que los músculos se relajen de nuevo.

Péndulo de brazos

Relajación de los músculos de los brazos y de los hombros

Colóquese recto con la pierna derecha ligeramente doblada hacia delante, apoye las manos encima del muslo derecho e incline un poco el cuerpo hacia delante. Deje colgar el brazo izquierdo y empiece a moverlo suavemente hacia delante y hacia atrás como un péndulo unas siete veces.

Tenga cuidado y evite mover el brazo bruscamente; de este modo, el brazo y la nuca se relajarán mejor.

Repita el mismo ejercicio con el otro brazo.

Movimiento, gimnasia y deporte

No hay nada mejor que el movimiento. No obstante, es muy importante seleccionar adecuadamente los movimientos, los ejercicios gimnásticos o los deportes que vayamos a realizar, para no dañar la columna vertebral ni las articulaciones. Aquella persona que practica regularmente el *jogging* forzando demasiado las articulaciones, corre el riesgo de tener problemas articulatorios a corto o a largo plazo.

Andar y correr

Andar, pasear y correr sobre suelos blandos y flexibles es la compensación ideal para una columna atormentada.

compensación ideal para la umna vertebral

El esfuerzo corporal es básico para mejorar el funcionamiento de los huesos, las articulaciones y los discos intervertebrales, y para optimizar la oxigenación e irrigación de la musculatura.

▶ Al andar y correr mantenga siempre la columna recta, los hombros ligeramente hacia atrás (no los alce ni los encoja), e inspire y espire rítmicamente. Procure colocar todo el pie en el suelo y desenvolverse tranquilamente. Debemos tratar las articulaciones con suavidad y flexibilidad. Es muy importante llevar unos buenos zapatos que sean cómodos y ropa transpirable y holgada.

Importante: unos buenos zapatos

▶ Evite los abusos para fortalecer el corazón y favorecer la circulación de la sangre; debería graduar sus esfuerzos, de modo que corriendo diez minutos el pulso no exceda las 120 pulsaciones por minuto. Cuando corra, para asegurarse que procede correctamente, debe ser capaz de mantener una conversación con otra persona.

Importante

Bailar y hacer gimnasia

La gimnasia, si se hace correctamente, puede ser muy beneficiosa para la columna vertebral, los músculos y las articulaciones, al igual que el baile –ya sea clásico o moderno– siempre que se mantenga la espalda erguida.

▶ Escoja cuidadosamente el tipo de gimnasia que va a practicar. Preste atención a los siguientes puntos:

No realice movimientos bruscos

- No tuerza ni encorve bruscamente la columna vertebral.
- Evite realizar aquellos ejercicios que antes eran muy populares pero que actualmente se consideran inapropiados, como hacer el movimiento rotatorio con la cabeza o inclinar el cuerpo hacia delante, intentando tocar el suelo con las manos.
- Si padece molestias en la espalda, evite hacer yoga u otras modalidades de gimnasia que implican una gran movilidad de la columna vertebral y de las articulaciones.

La natación

La natación está considerada uno de los mejores deportes para prevenir las molestias dorsales; a muchos pacientes que padecen dolores dorsales se les aconseja nadar periódicamente.

Saludable para todo el cuerpo

Su práctica se considera tan positiva porque el ejercicio en el agua permite la relajación óptima de la columna vertebral.

▶ Espalda es el estilo de natación más apropiado, puesto que permite a la columna vertebral adoptar su curvatura natural.

- El crol también relaja la columna cuando se ejecuta con una técnica correcta.
- Cuando nade al estilo braza procure no sacar exageradamente la cabeza fuera del agua, ya que de proceder así, la columna vertebral se iría curvando hacia delante. La natación en la modalidad de braza es apropiada si mantiene la columna lo más recta posible.
- En caso de padecer molestias dorsales, la modalidad de mariposa es la menos recomendada.

El ciclismo

El ciclismo es un deporte excelente para el corazón, la circulación de la sangre, la respiración y la musculatura de las piernas.

▶ Cuando monte en bicicleta debe intentar mantener la espalda lo más recta posible. El tipo de bicicleta con «manillar saludable» (bicicleta holandesa) es la más apropiada para satisfacer esta condición.

● En cambio, es menos apropiada para la columna la bicicleta de carreras, en la cual la espalda está forzada a permanecer curvada durante mucho tiempo. Sin embargo, si usted desea correr en bicicleta de carreras, debe procurar tomarse frecuentes descansos, en los que puede realizar ejercicios de extensión y estiramiento para relajar la columna vertebral.

Los deportes de equipo

El fútbol, el balonmano, el baloncesto, el voleibol y el hockey son deportes excelentes para favorecer un buen funcionamiento del corazón y de la respiración. Las personas propensas a padecer molestias en la espalda deben ser prudentes, puesto que la práctica de estos deportes implica, necesariamente, frecuentes cambios bruscos de movimiento. Por este motivo es preciso una buena estabilidad del tronco que podrá conseguir mediante el entrenamiento previo de los músculos (pág. 61).

rudencia con los deportes de interior

● Empiece con el calentamiento como hacen los deportistas profesionales, consistente en ejercicios gimnásticos, estiramientos y ejercicios de fuerza para la musculatura.

Consulte a su médico

● Es necesario tener más prudencia cuando se practican deportes en salas cubiertas, ya que la mayoría de las veces el suelo es mucho más duro que el de las pistas exteriores. Sobretodo en el caso del voleibol y del baloncesto.

El windsurfing

Cuanta más experiencia tenga en la práctica de un deporte y mejor lo domine, menos peligro correrá su espalda. Por esta razón, si se desea practicar el windsurfing es mejor aprender siguiendo las instrucciones de un entrenador. Al principio esto supone un coste más elevado, pero a la larga saldrá beneficiado.

▶ En la práctica del windsurfing es imprescindible que las piernas desempeñen correctamente su función. Por este motivo recomendamos que realice un entrenamiento de fuerza de piernas bajo las instrucciones de un entrenador.

● Si la vela se le tumba, levántela de nuevo siguiendo la técnica de levantamiento correcta (pág. 35), manteniendo siempre la espalda erguida.

● Si usted padece con frecuencia molestias en la espalda, consulte previamente a su médico antes de practicar este deporte. Muchos médicos desaconsejan la práctica de este atractivo deporte. La hipotermia, el esfuerzo excesivo que realiza la espalda al levantar la vela y las constantes sacudidas de las olas contra la tabla son las razones principales que hacen poco recomendable la práctica del windsurfing.

● El saque de tenis más habitual (por encima de la cabeza) puede ser perjudicial para la columna vertebral. Para que no sea así es necesario fortalecer los músculos de la pelvis, los abdominales y los dorsales. De este modo conseguirá la perfecta estabilidad del tronco. Cuanto más fuertes sean los músculos dorsales y abdominales, más esfuerzo podrá realizar la espalda. Esto es también aplicable al tenis de mesa.

Importante

▶ Si usted juega en una pista dura, de interior, procure llevar zapatos de deporte de suela blanda.

El tenis, el squash y el tenis de mesa

Si desea practicar el tenis, el squash o el tenis de mesa también necesitará un buen entrenador.

▶ Sobre todo en la práctica del squash, aunque también en el tenis y el tenis de mesa, es necesario el trabajo constante de las piernas.

Empezar calentando las piernas

Siga las instrucciones del entrenador para calentar los músculos de las piernas, así éstos podrán garantizar una protección más efectiva de las rodillas.

Esquí de fondo y esquí alpino

El esquí de fondo es uno de los mejores deportes tanto para la espalda como para el conjunto del aparato motriz. La posición recta del cuerpo y el movimiento rítmico de los brazos y las piernas fortalece la musculatura del tronco, los músculos de la cintura escapulohumeral y los de las extremidades inferiores. Además tiene efectos muy positivos para el corazón, la circulación, y la respiración.

■ El esquí de fondo requiere más esfuerzo y es más cansado que el esquí alpino. Si usted padece con frecuencia molestias con la espalda, consulte a su médico antes de iniciar la práctica de este deporte.

El esquí alpino no requiere tanto esfuerzo siempre que los músculos del tronco y de las extremidades estén bien entrenados.

▶ Le recomendamos que siga un curso de entrenamiento para prepararse para la próxima temporada.

- Antes de bajar por la pista es indispensable calentar los músculos realizando ejercicios gimnásticos.
- Para no dañar la columna vertebral esquíe manteniendo el tronco bien recto y no vaya por la pista a toda velocidad en la posición de salida.
- Si usted es propenso a tener dolor de espalda, busque tramos de pista que no tengan muchos baches.
- Sea consciente, cuando practique el esquí u otros deportes, de la capacidad de rendimiento de su cuerpo y de sus limitaciones.

Importante: conocer nuestras limitaciones

Montar a caballo

Montar a caballo es, contrariamente a lo que opinan muchos, un deporte «amigo» de la espalda. La terapia de montar se ha utilizado para tratar muchas enfermedades. El trote del caballo activa los músculos de la pelvis y los glúteos, y la postura erguida de montar fortalece los músculos abdominales y dorsales.

Bueno para los músculos

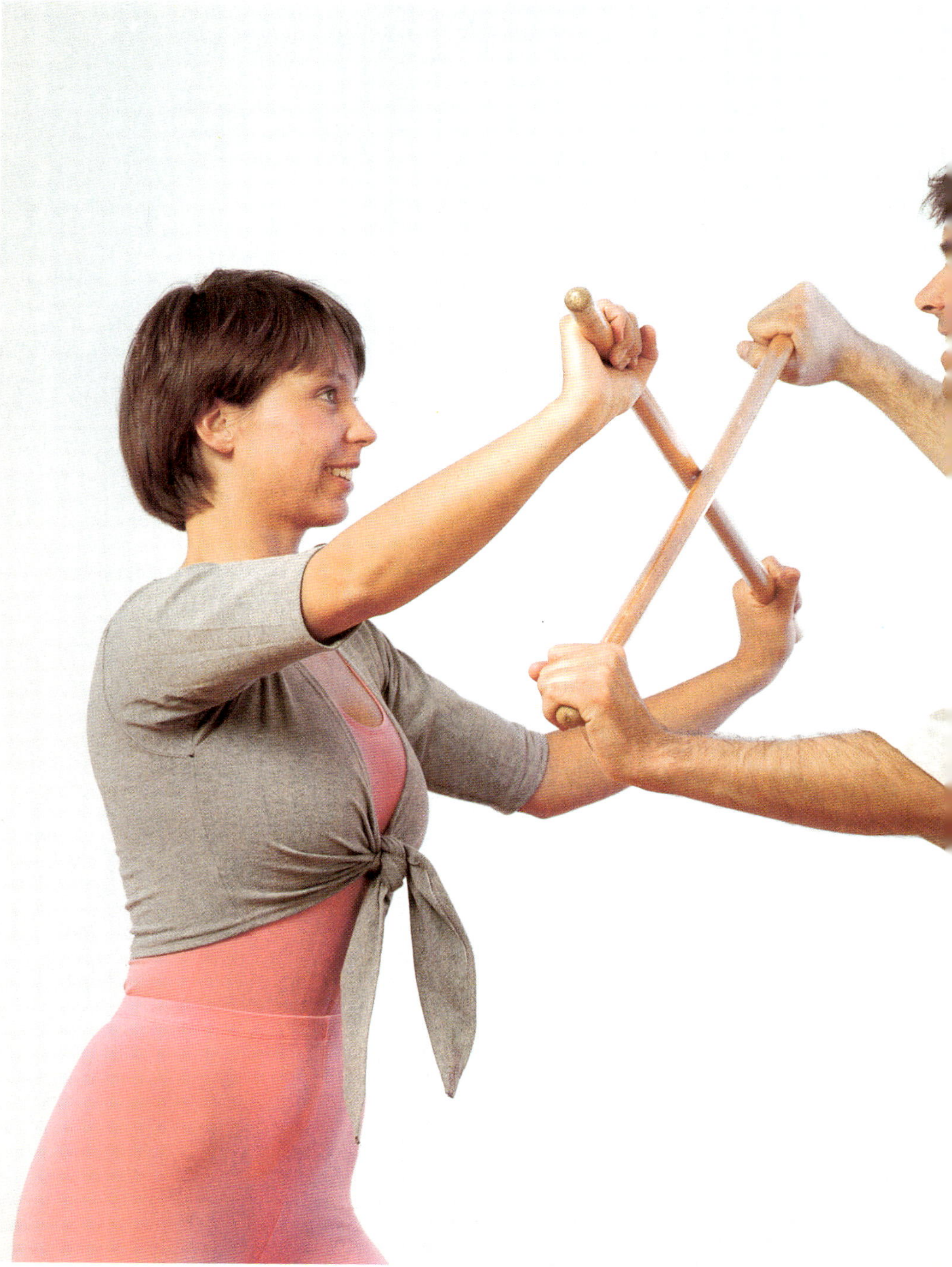

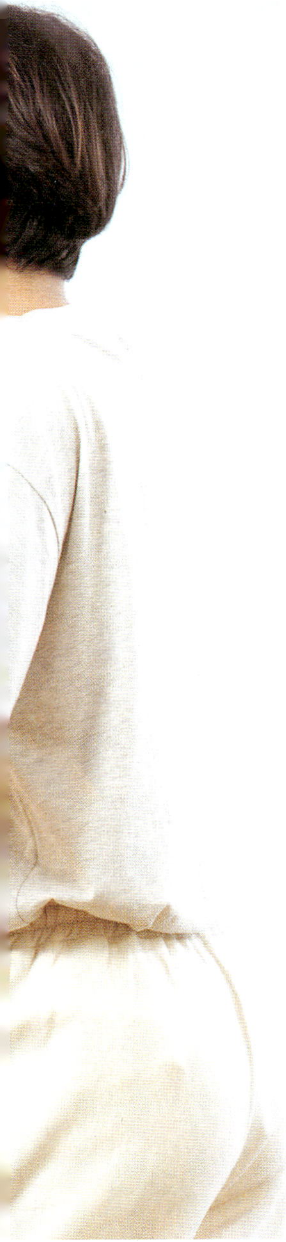

Fortalecer bien la espalda

Aprender bien cuáles son las posturas correctas
está muy relacionado con el hecho
de seguir un buen programa de ejercicios.
Tener una espalda fuerte es el requisito
indispensable para moverse correctamente.
En este capítulo presentamos el programa
de ejercicios de movimiento, fortalecimiento
y estiramiento de los músculos dorsales,
escapulares y abdominales, relajación
y también los que para usted puedan tener
un grado más alto de dificultad.
Ya puede empezar. Si es constante y se lo toma
con calma, se sentirá sano y en forma.

El programa de ejercicios

Prevenir y paliar las molestias

Con los ejercicios de la Rückenschule (Escuela de la Espalda) que le proponemos en esta guía, podrá luchar contra las molestias que padece, corregir las posturas viciosas y/o prevenirlas.

Los ejercicios están divididos en cuatro apartados y en cada uno se destaca un aspecto concreto: movimiento, fortalecimiento, estiramiento y relajación.

- Ejercicios de movimiento (pág. 53). Para recuperar la capacidad natural de movimiento –la movilidad– de la columna vertebral.
- Ejercicios de fortalecimiento para los músculos abdominales (pág. 68). Mediante estos ejercicios y los ejercicios de fortalecimiento de la cintura escapulohumeral y los músculos dorsales, estabilizará también la columna vertebral.
- Ejercicios de estiramientos para los músculos (pág. 75), para compensar las diferencias musculares ocasionadas por utilizar más unos músculos que otros.
- Ejercicios de relajación (pág. 81), con los cuales podrá finalizar su programa de ejercicios.

Tómeselo con calma

Le aconsejamos que acompañe los ejercicios de la Rückenschule con:

- Ejercicios de respiración (pág. 87). Le ayudarán a respirar hondo y relajadamente y a recuperar su régimen normal de respiración.

Así es como se hace ejercicio

Al iniciar la práctica de los ejercicios que le proponemos

Atención

Si aún no tiene mucha experiencia en la práctica de ejercicios, escoja de cada apartado sólo los de primer nivel. Cuando domine los ejercicios más básicos, podrá pasar a los de segundo nivel.

en este capítulo, tenga presentes las siguientes consideraciones:

- Para hacer ejercicios tómese el tiempo y la tranquilidad necesarios.
- Organícese de manera que el tiempo destinado a los ejercicios no sea inmediatamente después de las comidas.
- El espacio donde ejecute los ejercicios debe estar bien ventilado y mantener una temperatura adecuada. No debe tener frío ni sofocarse por el excesivo calor mientras realice los ejercicios.

Ropa cómoda

- Póngase ropa cómoda de tejidos naturales, con la cual se sienta bien y que le permita libertad de movimientos.
- Puede realizar los ejercicios solo, con su pareja, con los niños o los amigos. Algunos de los ejercicios deben realizarse en pareja.
- Escoja tres o cuatro ejercicios. Lo mejor es escoger un ejercicio de cada uno de los cuatro apartados de ejercicios.
- Prepare el material que necesita para llevar a cabo los ejercicios, ya sea una silla estable, un taburete, una manta de lana, una toalla, un bastón, un palo de escoba, etc.

Realice los ejercicios paso a paso

- Intente realizar los ejercicios poco a poco y siguiendo atentamente las instrucciones. Es importante que no se ponga nervioso y que respire hondo y rítmicamente.
- Si realiza los ejercicios por la noche, antes de acostarse, es muy recomendable finalizar con un ejercicio de relajación (pág. 81).
- Intente poner en práctica el programa de ejercicios, a ser posible periódicamente. Y mejor si puede ser a diario y a la misma hora.

Cuanto más constante sea al seguir sus ejercicios, más contribuirá a mantener la columna vertebral en buen estado y los músculos fuertes, y se sentirá más ligero y lleno de salud.

Ejercicios de movimiento: nivel I

Debemos mantener activas nuestras articulaciones, para evitar perder elasticidad con el paso de los años. Así pues, realice diariamente

Atención

Si usted tiene dificultades para sentarse o levantarse del suelo, elija solamente los ejercicios que pueden realizarse o bien estando sentado o bien de pie.

Escoja

como mínimo un ejercicio de movimiento.

La cuna pelviana

Cuando se sienta, ¿cruza a menudo una pierna encima de la otra?

Esta postura hace que la pelvis tienda a echarse para atrás y la columna vertebral se curve y se agarrote.

Corregir la postura pelviana

Con el siguiente ejercicio, denominado *la cuna pelviana,* usted puede corregir esta postura viciosa.

▶ Siéntese en la parte delantera del asiento. Procure que la altura de la silla sea la adecuada –los muslos deben quedar un poco inclinados–.

Coloque los pies planos en el suelo dejando entre ambos una distancia mayor a la anchura de sus caderas. Las rodillas deben quedar en línea vertical por encima de los talones.

Empiece a girar la región lumbar de la columna y comprobará que la pared abdominal se hunde hacia dentro (fig. 1) y, al estirarse, la región lumbar se abomba hacia fuera (fig. 2). Gire el tronco fluidamente y sin interrupciones.

Realice este ejercicio 6 veces consecutivas.

Colóquese una mano en el abdomen y la otra en la espalda, a la misma altura. ¿Mientras gira la columna vertebral no nota que los huesos de las vértebras ejercen presión hacia atrás? (pág. 17).

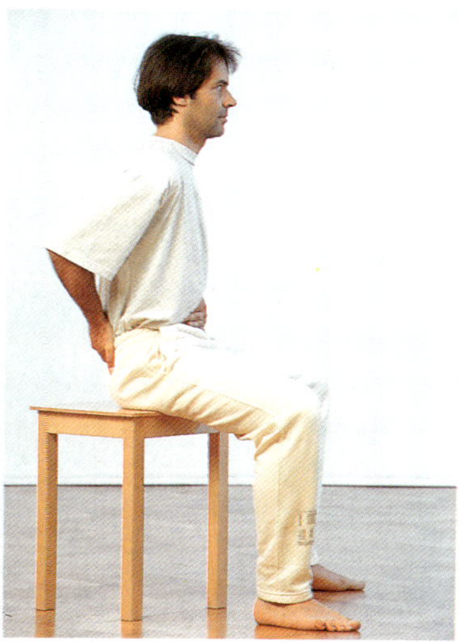

Cuna pelviana (1)

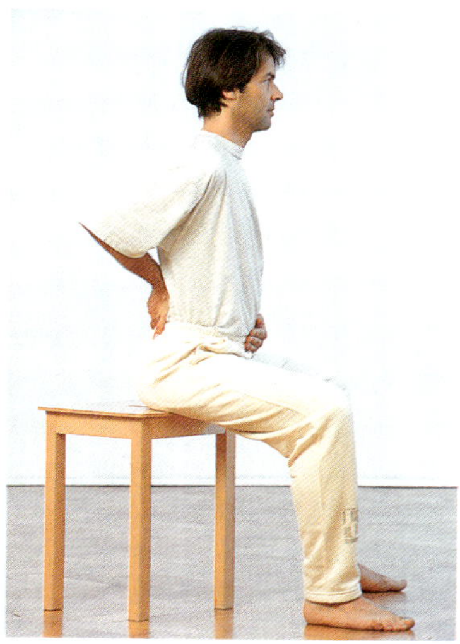

Cuna pelviana (2)

Cuando usted estira la columna vertebral, las vértebras se mueven hacia delante. Podrá comprobarlo palpando la columna con los dedos; verá que hay un hueco entre los músculos dorsales.

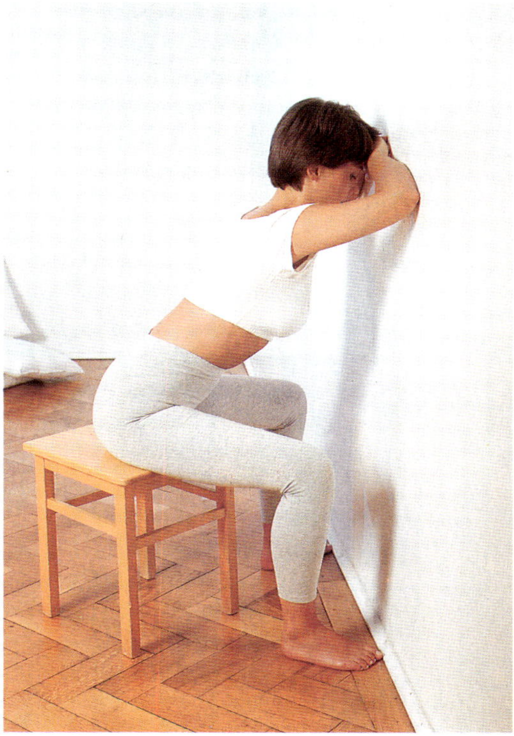

El balanceo del esternón

¿Tiene los hombros más bien alzados o caídos hacia delante? Probablemente es porque tiene la región torácica de la columna vertebral curvada; se trata de una mala postura que se manifiesta con una fuerte tensión en los músculos de la nuca.

Descargar los músculos de la nuca

Con el siguiente ejercicio aprenderá a mover la región torácica de la columna, a estirarla y a descargar la cintura escapular.

▶ Siéntese en una silla o en un taburete de cara a la pared.

Coloque los pies planos en el suelo, dejando entre ambos una distancia algo mayor a la anchura de la cadera, con las puntas de los dedos de los pies tocando la pared.

Apoye los antebrazos en la pared, colocando las manos una encima de la otra y los codos hacia fuera uno a cada lado. Ponga la frente encima del dorso de las manos. El tronco debe estar ligeramente inclinado.

El balanceo del esternón

Mediante esta postura conseguirá relajar todo el cuerpo.

Mueva la región torácica de la columna. Mantenga el esternón hacia arriba y al mismo tiempo extienda las manos hacia los lados.

Con esta posición sólo podrá mover la región torácica.

Doble los brazos.

Repita este movimiento paso a paso 6 veces consecutivas.

Relájese y mantenga el cuerpo recto.

Compruebe la distancia entre el esternón y la pared. Cuanto más pequeña sea esta distancia, más estirada estará la región torácica de la columna vertebral.

El columpio

¿Padece frecuentes tensiones musculares a un lado de la columna vertebral? Esto puede muy bien ser debido a que se sienta mal, ocupando sólo la mitad del asiento, o a que estando de pie suele aguantar todo el peso del cuerpo con la misma pierna.

Con *el columpio* puede aprender a moverse de manera uniforme y a relajar la musculatura de la espalda.

▶ Siéntese con el tronco recto en la parte delantera del asiento de una silla.

Coloque los pies planos en el suelo dejando entre ambos una distancia algo mayor a la anchura de su cadera.

Eleve los brazos hacia los lados hasta llegar a la altura de la cintura escapular.

Balancéese sobre las nalgas alternándolas: levante primero una nalga, manteniendo la otra en el asiento (columna derecha, figs. 1 y 2).

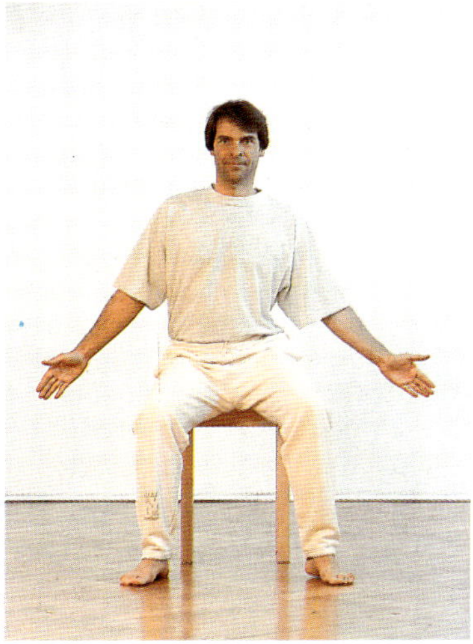

El columpio (1)

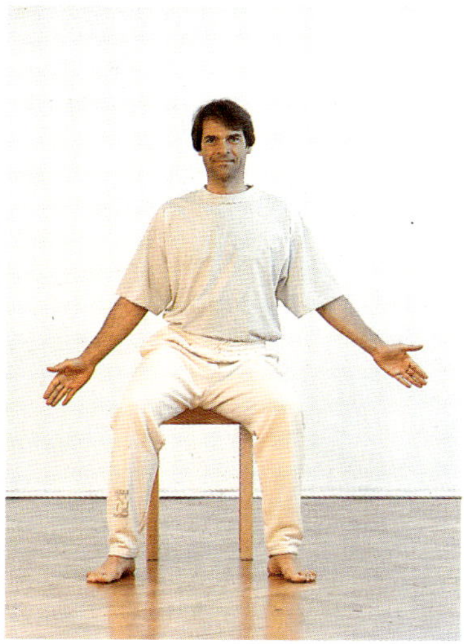

El columpio (2)

Procure ejecutar el movimiento de balanceo sin interrupciones y de manera rítmica.

Realice este ejercicio 12 veces.

Ejercicios de movimiento: nivel II

Si ha realizado los ejercicios del nivel I durante un tiempo, de forma periódica y siguiendo las indicaciones, ahora puede ampliar el programa para pasar a ejecutar ejercicios de mayor alcance y dificultad.

Fíjese bien en la posición inicial y procure realizar los ejercicios siguiendo con exactitud las indicaciones.

La posición de partida: posición cuadrúpeda

Para mejorar la movilidad de la columna vertebral

Los ejercicios en *posición cuadrúpeda* (fig. inferior) ofrecen la posibilidad de mejorar la movilidad de la columna. Mediante esta posición es posible mover sin dificultades la columna vertebral, ya que la fuerza de gravedad tiene poco efecto y ello permite más libertad de movimientos.

▶ Colóquese como si quisiera andar a gatas, de manera que las manos sean su principal punto de apoyo.

Las manos debe colocarlas a la altura de las articulaciones de los hombros con los dedos apuntando hacia fuera.

Flexione ligeramente los codos y hágalos girar levemente hacia fuera.

Separe las piernas dejando entre ambas una distancia algo mayor a la anchura de la cadera, de manera que las rodillas

La posición cuadrúpeda

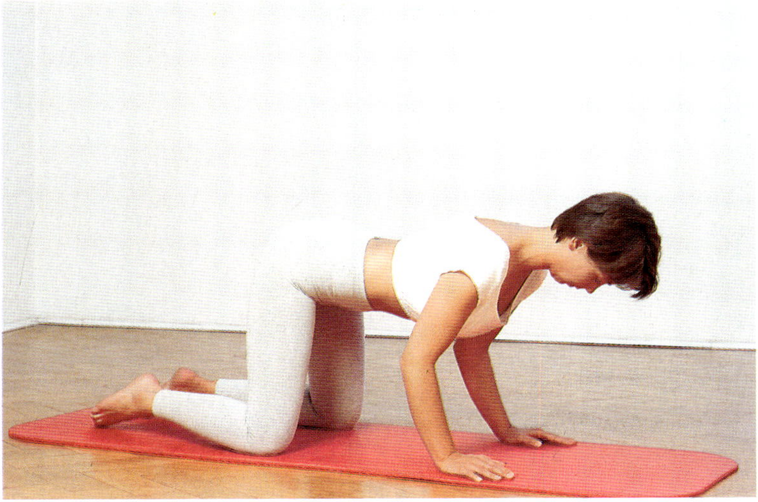

Atención

Esta posición no es apropiada si padece frecuentes dolores en la mano, en los hombros o en las articulaciones de la rodilla. Tampoco cuando las articulaciones sufren alteraciones reumáticas y artrosis. En este caso debería solamente realizar los ejercicios de movimiento del nivel I. Si no está seguro, consúltelo a su médico.

se encuentren debajo mismo de las articulaciones de la cadera.

Estire bien la columna vertebral, procurando evitar que se hunda o se arquee (fig. pág. 57).

La danza de las olas

Si pasa la mayor parte del día de pie y nota la columna vertebral muy cargada, este ejercicio de movimiento puede ser una gran ayuda para relajar la columna, prevenir molestias de espalda y evitar cargar un lado del cuerpo más que otro.

▶ Adopte la *posición cuadrúpeda* que aparece ilustrada en la página 57.

Empiece arqueando la columna vertebral (fig. 1), después estire el tronco (fig. 2).

No debe levantar la cabeza, sino mantenerla en línea con la columna vertebral.

Durante todo el ejercicio mantenga la mirada fija en el suelo.

Danza de las olas (1)

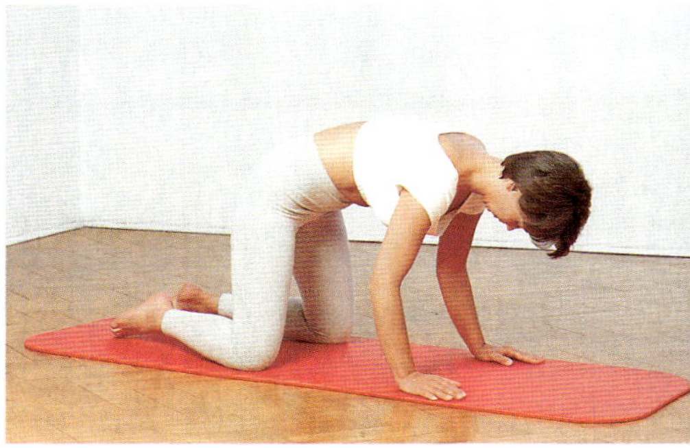

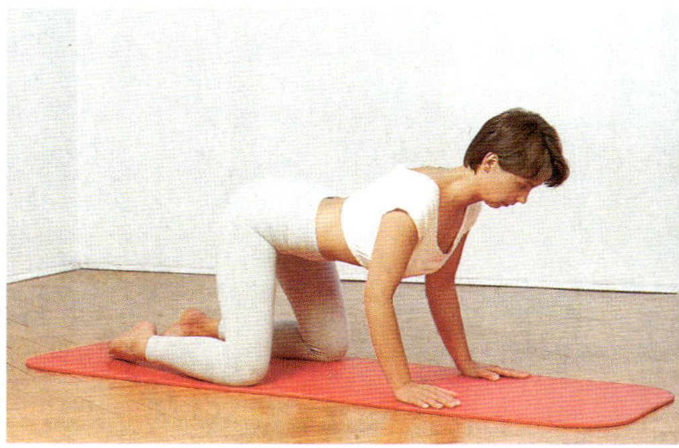

Danza de las olas (2)

Repita este movimiento ondulante 8 veces, lentamente y paso a paso, alternando la posición arqueada con la de estiramiento de la columna.

La marcha

Si tenemos la columna vertebral sana, seremos capaces de arquearla, estirarla, inclinarla o de girar el tronco sin problemas.

A causa de las malas posturas la columna vertebral se deforma, quedando así limitada su movilidad.

La flexibilidad y coordinación entre los cuerpos vertebrales es muy importante, puesto que activa la columna vertebral y contribuye a conservar el tejido de los discos intervertebrales.

La marcha: *arriba* (1), *abajo* (2)

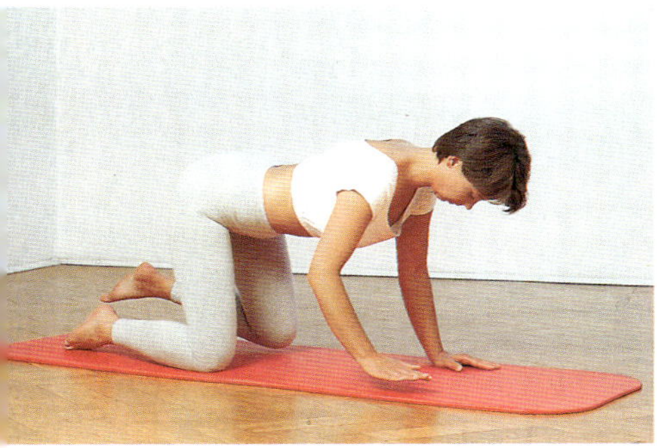

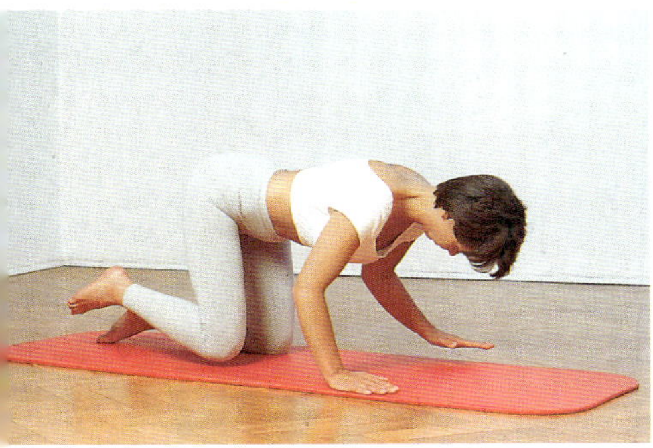

Con el siguiente ejercicio podrá mejorar la capacidad de rotación de su columna vertebral.

Para mejorar la capacidad de rotación de la columna vertebral

▶ Partiendo de la *posición cuadrúpeda* (fig. pág. 57), mantenga la columna vertebral bien recta, sin arquearla, y eleve a unos centímetros del suelo primero una mano y luego la otra, alternándolas. La cadencia rítmica de este movimiento corresponde al tiempo de la marcha (120 pasos por minuto).

Mantenga los codos flexionados y ligeramente hacia fuera.

Amplíe el ejercicio siguiendo el mismo ritmo, pero ahora añadiendo a la elevación de la mano la de la rodilla opuesta; es decir, levante unos centímetros primero la rodilla izquierda y la mano derecha (fig. 1), y luego la rodilla derecha y la mano izquierda (fig. 2).

Realice este movimiento en diagonal 20 veces, manteniendo un ritmo constante.

El estiramiento del gato

¿Cuando trabaja, acostumbra usted a tener los hombros caídos hacia delante, como hace un sastre, o suele tener los brazos muy cargados, como si trabajara en una peluquería? Si es así, seguramente siente muy fatigada la región torácica de la columna vertebral.

Estas malas posturas pueden provocar que con el tiempo disminuya la fuerza necesaria de la región torácica de la columna vertebral, y la espalda adopte una curvatura muy pronunciada. Así pues, practique *el estiramiento del gato* y de este modo relajará y mantendrá la columna vertebral en forma.

Para fortalecer la región torácica de la columna vertebral

Atención

Si usted padece frecuentes dolores en las manos, en los hombros o en las articulaciones de las rodillas, o sus articulaciones sufren alteraciones reumáticas o artrosis, este ejercicio no es apropiado para usted.

▶ Arrodíllese y extienda los brazos, apoyando las manos en el suelo. Las articulaciones de las caderas deben quedar perpendiculares a las articulaciones de las rodillas y la espalda recta e inclinada. Los hombros deben tener libertad de movimiento.

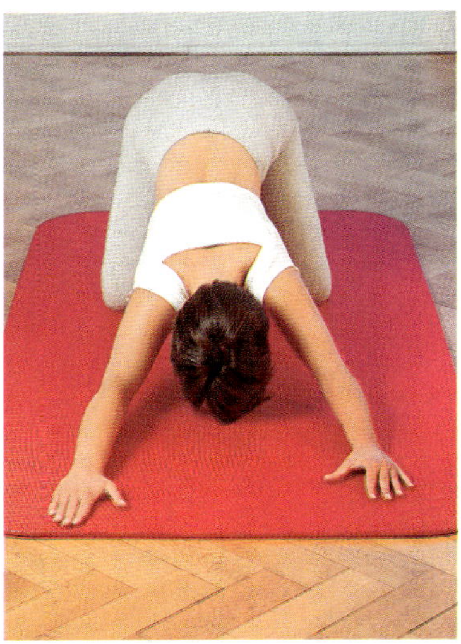

El estiramiento del gato (1)

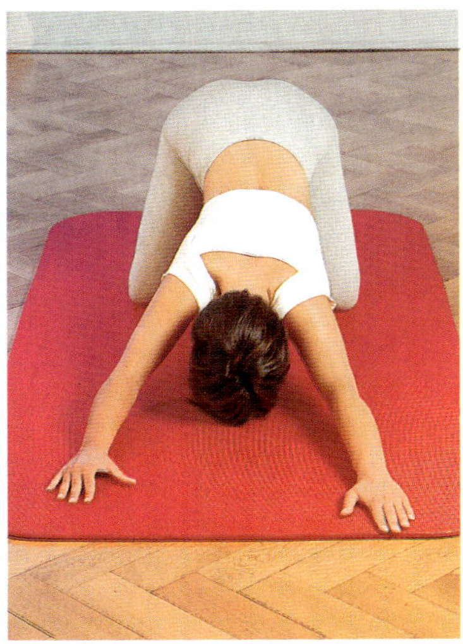

El estiramient del gato (2)

Échelos hacia abajo en dirección a las nalgas, e intente aproximar el esternón al suelo y posteriormente alejarlo de nuevo.

Amplíe este ejercicio de la forma siguiente: mientras mantiene el esternón cerca del suelo, eleve un brazo (pág. 60, figs. 1 y 2).

Realice este movimiento 10 veces, alternando uno y otro brazo.

Ejercicios de fortalecimiento

Músculos escapulo-humerales y dorsales: nivel I

El trabajo que realizan los músculos da estabilidad y activa las articulaciones.

Un músculo por sí solo no puede tensarse; para ello es necesario el trabajo conjunto con otro músculo o con grupos de músculos.

El trabajo en grupo de los músculos

Por este motivo es preciso diferenciar entre músculos sinérgicos, aquellos que ejecutan la misma función, y músculos antagónicos, los que realizan funciones opuestas.

Por ejemplo, cuando un grupo de músculos se contrae al tensarse, el músculo opuesto debe extenderse para posibilitar el movimiento de las articulaciones.

Los músculos necesitam entrenamiento

He aquí la importancia del entrenamiento de la musculatura para que trabaje de forma eficaz y coordinada.

La falta de ejercicio reduce la actividad y capacidad de rendimiento de los músculos. Esta debilidad muscular es debida también a las malas posturas de la columna vertebral.

Por esta razón, es muy importante, por un lado, mantener siempre el cuerpo erguido (tal como se indica en el capítulo «Aprendizaje de las posturas correctas», págs. 24-38), y por otro lado, fortalecer los músculos, que nos van a permitir mantener la posición adecuada del tronco.

Con los siguientes ejercicios podrá usted fortalecer los músculos dorsales más débiles y mantener su tonicidad.

Los ejercicios del primer nivel que proponemos en las páginas siguientes permiten alcanzar un buen control de la postura corporal.

Para obtener buenos resultados es indispensable practicar este ejercicio con regularidad.

Empujar la pared

Entrenando los músculos dorsales

Debería usted empezar el entrenamiento de los músculos dorsales con este ejercicio. Para realizarlo correctamente es indispensable que la espalda esté recta.

▶ Siéntese de espaldas a la pared en un taburete, apoyando las nalgas y la espalda contra la pared. Las piernas deben quedar separadas, y las plantas de los pies, en contacto con el suelo.

Extienda los brazos hacia abajo de manera que el dorso de los brazos, de los antebrazos y de las manos toque enteramente la pared.

Enderece la columna vertebral, elevando también el esternón.

Presione con el dorso de los brazos contra la pared como si quisiera empujarla (fig. 1).

Intente mantener esta posición tensa durante unos siete segundos, contando mentalmente, y después relaje el cuerpo poco a poco.

Puede ampliar este ejercicio del siguiente modo: mientras continúa ejerciendo presión contra la pared, levante un brazo y vuélvalo a bajar (fig. 2). A continuación, eleve el brazo contrario y repita la presión.

Repita ambas partes del ejercicio 6 veces, alternándolas (es decir, combinando un movimiento de presión simple con un movimiento de presión en aspa cada vez).

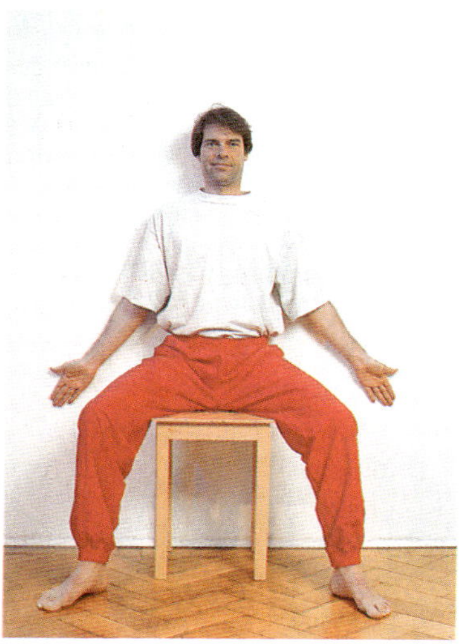
Empujar la pared (1)

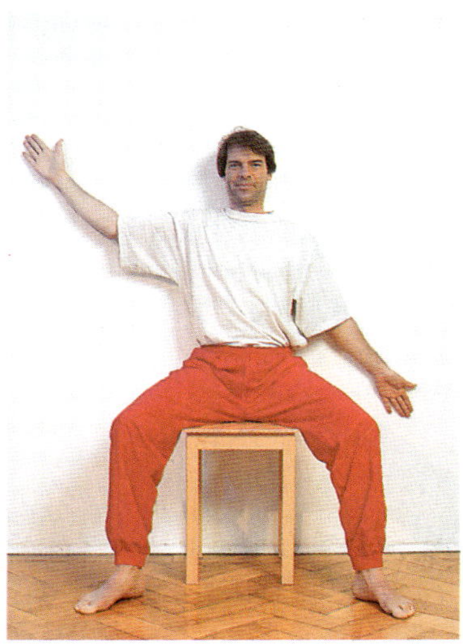
Empujar la pared (2)

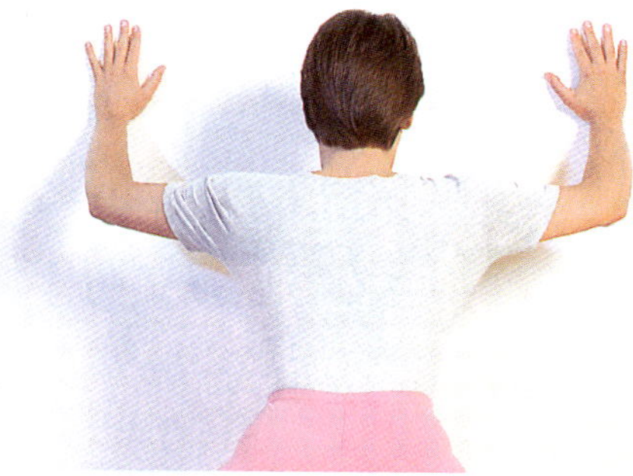

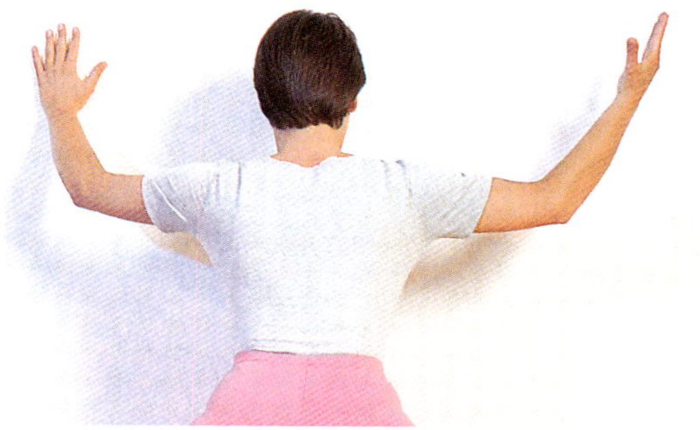

Apoyarse contra la pared (1)

Apoyarse contra la pared (2)

Apoyarse contra la pared

¿Normalmente va con los hombros caídos hacia delante y le cuesta mucho corregir esta mala postura? Mediante la práctica de este ejercicio podrá fortalecer los músculos escapulohumorales y evitar la tensión muscular en la nuca.

▶ Coloque la silla aproximadamente a un paso de distancia de la pared y siéntese mirando a la pared, de manera que las nalgas ocupen todo el asiento.

Coloque los pies en el suelo, separados a una distancia algo superior a la anchura de las caderas.

Doble los brazos y eleve las manos a la altura de la cabeza, apuntando con los dedos hacia arriba.

Debe tener la parte superior del cuerpo ligeramente inclinada (fig. 1).

Estire la columna vertebral y empuje los hombros hacia atrás.

Apoye las palmas de las manos contra la pared. Seguidamente retire una mano de la pared, girando un poco el brazo hacia fuera, de manera que doblando un poco el codo la palma de la mano mire hacia la cabeza.

Mantenga la cabeza de manera que la barbilla apunte hacia el cuello, dirigiendo la mirada hacia la parte más baja de la pared (fig. 2).

Realice este movimiento 6 veces, alternando uno y otro brazo.

El programa de ejercicios

La locomotora

Este ejercicio por parejas sirve para fortalecer los músculos abdominales y dorsales, estabiliza la columna vertebral y previene la adopción de posturas viciosas, debidas a la falta de «sostén» muscular. Para este ejercicio necesita dos bastones (puede utilizar también dos palos de escoba).

▶ Colóquense uno en frente del otro con las plantas de los pies pegadas al suelo y un pie más avanzado que el otro.

Agarren los extremos de cada palo, cada uno con una mano, de manera que la mano derecha de uno y la izquierda del otro sostengan los extremos de un mismo palo, y a la inversa.

Doblen ligeramente las rodillas y sostengan los dos palos con los brazos ligeramente flexionados y separados del cuerpo.

Estiren la columna vertebral y empujen los hombros hacia abajo, evitando echarlos hacia delante o encogerlos.

Hagan presión sobre un palo y al mismo tiempo tiren del otro. Mantengan esta presión durante siete segundos.

Intenten cambiar la presión que ejercen en cada palo sin experimentar pérdida de presión.

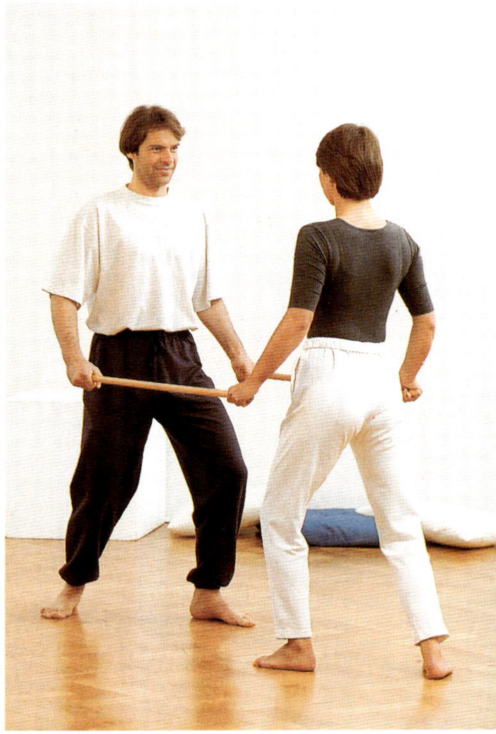

La locomotora

Practiquen este cambio de presión 6 veces consecutivas y poco a poco vuelvan a relajarse.

Comprueben que la extensión de la columna vertebral y la tensión de los músculos se mantiene durante el ejercicio.

Observen la posición de los dos palos; deben permanecer a la altura de la pelvis y mantenerse a distancia uno del otro. Para ello, los brazos deben quedar algo separados del cuerpo.

Músculos escapulo-humerales y dorsales: nivel II

Si ha seguido los ejercicios del primer nivel correctamente y de una manera regular durante algún tiempo, ya puede empezar con los ejercicios del segundo nivel. Procure que la posición inicial sea la correcta y realice los movimientos lo más exactamente posible.

El deslizamiento

¿Está sentado muchas horas al día y nota que «se hunde en sí mismo», que la espalda se le curva y va con los hombros caídos hacia delante? ¿Sufre a menudo tensión en la nuca y esto le provoca dolor de cabeza?

El ejercicio de *deslizamiento* le puede ayudar a estirar las vértebras torácicas, a fortalecer la musculatura de la espalda y a aliviar el dolor en los hombros y en la nuca.

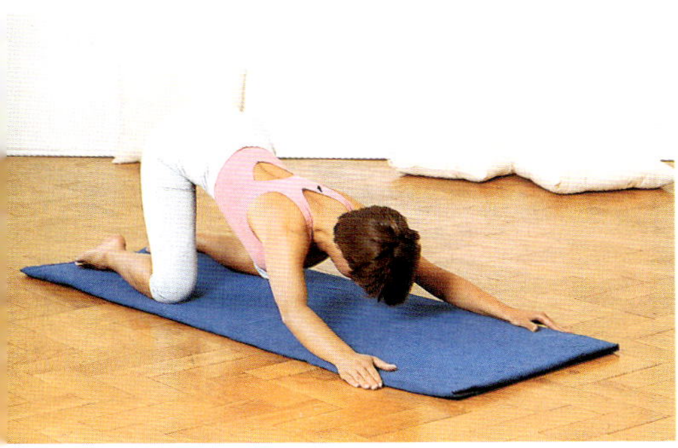

eslizamiento (1)

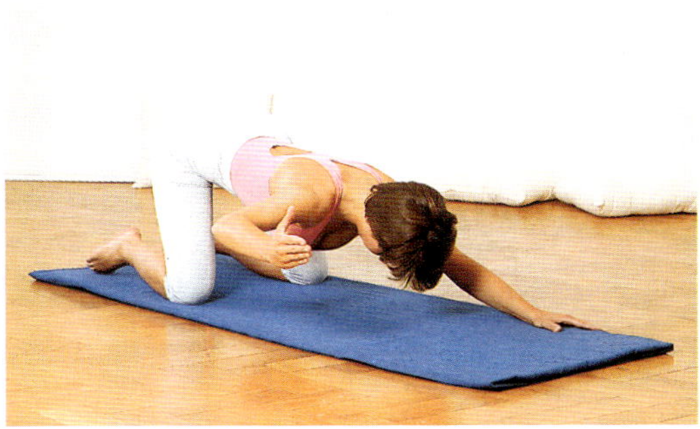

Deslizamiento (2)

▶ Arrodíllese en el suelo. Separe las rodillas y colóquelas en línea con las articulaciones de la cadera.

Incline el tronco hacia delante y estire los brazos, de manera que la columna vertebral quede en posición diagonal.

Acerque la barbilla al cuello y mire hacia el suelo.

Estire la columna vertebral y tire los hombros hacia abajo (fig. 1).

Doble un brazo y levántelo con la palma de la mano señalando a la cabeza.

Asegúrese de que mientras realiza estos movimientos los hombros no se elevan involuntariamente (fig. 2).

Vuelva a colocar el brazo en el suelo.

Realice este ejercicio 6 veces con cada brazo alternativamente.

La balanza prolongada

Si ya domina los ejercicios de fortalecimiento anteriores y, sin embargo, normalmente le es difícil mantenerse erguido, practicando este ejercicio conseguirá una buena preparación para lograr una definitiva higiene postural. Trabaja tanto la estabilidad de la columna vertebral como la colocación de las piernas, lo que es decisivo para una posición correcta de la columna.

Para colocar las piernas correctamente

▶ Póngase de pie con los pies firmes y dejando entre ambos una distancia equivalente a la anchura de sus caderas.

Empiece por estirar todo el cuerpo hacia arriba.

Gire la pierna derecha un poco hacia fuera y coloque el pie derecho más avanzado.

Balanza prolongada

Haga recaer todo su peso sobre la pierna derecha, mientras inclina el tronco recto hacia delante.

Doble la rodilla derecha y, a la vez, levante la pierna izquierda, manteniéndola recta.

Cuando incline el tronco, lleve los brazos hacia delante, prolongando así la columna vertebral.

Es muy importante que cabeza, tronco y pierna queden en línea (fig. inferior).

Adopte esta posición lentamente, manténgala durante cuatro segundos y vuelva a la posición inicial.

Repita el movimiento con la pierna izquierda. Realice este ejercicio 4 veces, alternando ambas piernas.

Atención: cuide la posición de la pierna de apoyo; el pie debe quedar pegado al suelo y la rodilla debe estar ligeramente flexionada, a fin de garantizar la estabilidad; la pierna que está en el suelo es el pilar que sostiene el resto del cuerpo, con el que forma una especie de T.

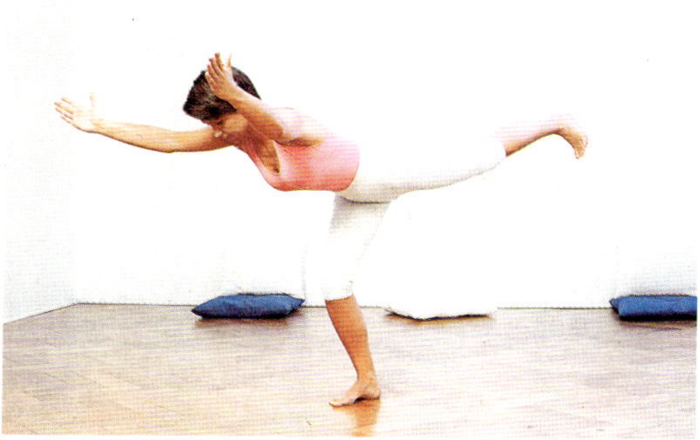

La bandeja

En la página 35 ha visto que existen dos posibilidades para levantar objetos correctamente. En una de estas dos variantes las piernas están dobladas y el tronco está inclinado hacia delante. Para este tipo de levantamiento de objetos es necesario tener los músculos dorsales fuertes, y así poder estabilizar la columna vertebral.

ara fortalecer los músculos dorsales

El ejercicio de *la bandeja* le ayudará a adquirir la posición correcta para levantar objetos, ya que trabaja los músculos necesarios para ello.

▶ Colóquese a un pie de distancia de la pared, apoyando en ella la espalda, y coloque los pies firmes, con las plantas pegadas al suelo, y separados a una distancia equivalente a la anchura de las caderas.

Gire un poco las piernas hacia fuera y doble las rodillas, hasta tocar la pared con las nalgas.

Extienda los brazos hasta que el dorso de las manos toque la pared y los brazos queden paralelos al cuerpo, sin tocarlo (abajo, fig. 1).

Tense el cuerpo mientras baja los hombros y estira la columna vertebral.

Inclínese hacia delante todo lo posible, hasta que la columna vertebral estirada se encuentre en posición horizontal.

Mantenga esta posición, mueva despacio los dos brazos lateralmente hacia delante y llévelos de nuevo hacia atrás (abajo, fig. 2).

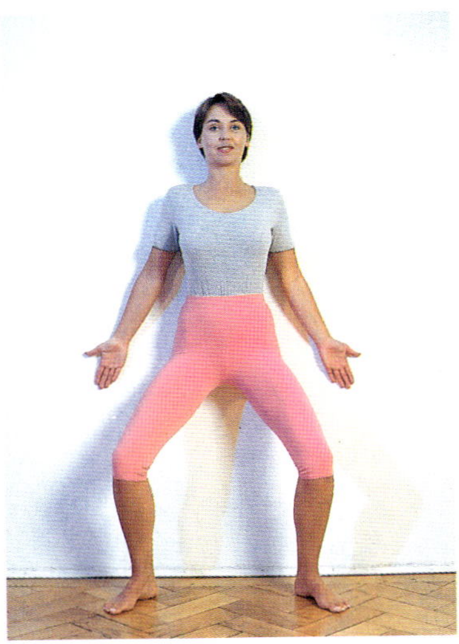

Bandeja (1)

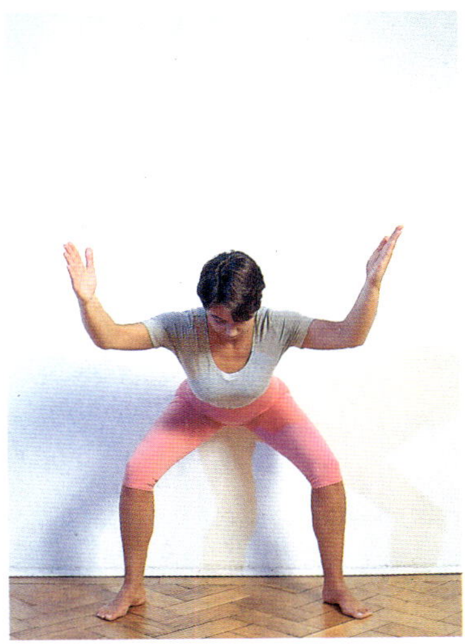

Bandeja (2)

No esire completamente los brazos; los codos deben estar ligeramente flexionados.

Repita el movimiento de avance de los brazos 7 veces.

Músculos abdominales: nivel I

La firmeza y la estabilidad de la columna vertebral sólo son posibles si la espalda y los músculos abdominales trabajan conjuntamente.

Los músculos abdominales sostienen el tórax

Los músculos abdominales estabilizan la parte delantera de la columna vertebral y sostienen el tórax por la parte inferior. Por eso es importante fortalecer una musculatura abdominal débil o dilatada, agravada, por ejemplo, por una lordosis (corvadura anormal de la columna vertebral, con prominencia anterior).

Atención

Los ejercicios de fortalecimiento de los músculos abdominales comportan, sobre todo, la retención y la presión del aire en el abdomen. Por eso, mientras realice estos ejercicios, asegúrese de que respira de manera sosegada, regular y profunda.

La polca

Los músculos abdominales se encogen considerablemente cuando nos sentamos con las piernas cruzadas. Por este motivo, es difícil tensar los músculos débiles. Con este ejercicio puede combatir la debilidad de los músculos abdominales.

Para fortalecer los músculos abdominales

▶ Siéntese en la parte delantera de una silla.

Coloque los pies sobre el suelo y a una distancia equivalente a la anchura de las caderas.

Extienda los brazos con las palmas de las manos señalando hacia delante.

Estire la columna vertebral e inclínese hacia atrás.

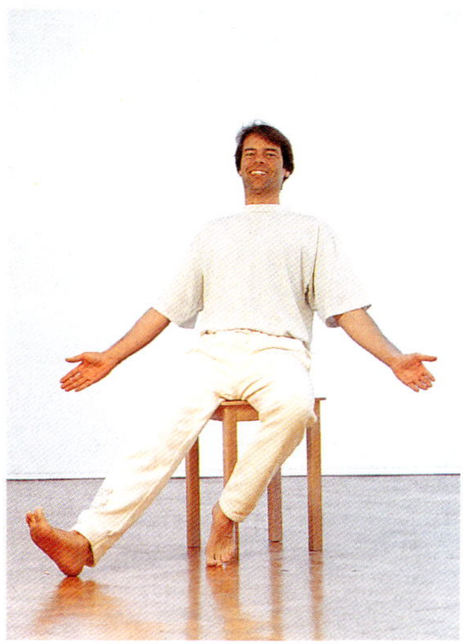

La polca (1)

La polca (2)

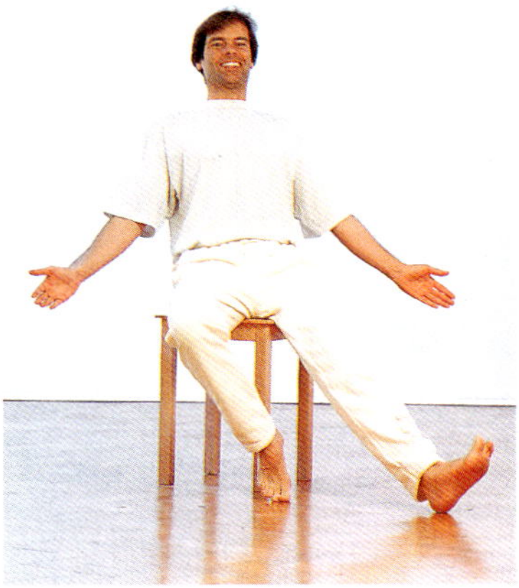

Levante un poco las dos piernas y manténgalas en esta posición.

Mueva las piernas siguiendo el paso de «talón-punta» de la polca: estire una pierna a un lado y toque el suelo con el talón (pág. 68, fig. 1). Al mismo tiempo, acerque la otra pierna hacia usted y toque el suelo con la punta.

Repita esta secuencia de movimientos 6 veces, a cada lado y alternando una y otra pierna (fig. 2).

Si le fuera muy difícil realizar estos movimientos porque sus músculos abdominales todavía están débiles, empiece haciendo menos repeticiones y vaya aumentándolas poco a poco.

Atención: asegúrese de que durante el «baile» la columna vertebral permanece estirada, y el cuerpo, tenso.

El títere

Si le resulta difícil sostener correctamente la columna vertebral mientras mueve brazos y piernas, practique *el títere*. Este ejercicio es una buena práctica para mejorar la coordinación de los músculos.

Para coordinar los músculos

El programa de ejercicios

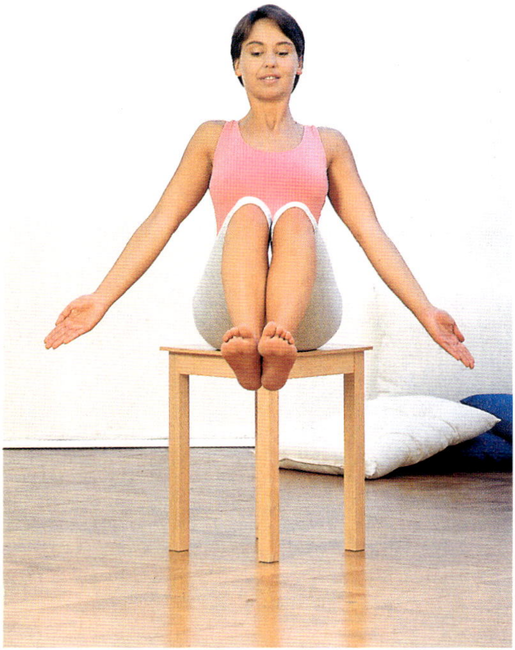

Separe las piernas y toque ligeramente el suelo con los talones. Al mismo tiempo, levante los brazos estirados.

Asegúrese de que los hombros permanecen abajo y de que extiende ligeramente los brazos y las piernas durante el movimiento.

Vuelva a la posición inicial sin bajar las piernas.

Repita el ejercicio seis veces realizando los movimientos con soltura.

Atención: compruebe que, en esta posición, las piernas, los pies y las rodillas están ligeramente abiertos hacia fuera. Cuando mantenga los brazos levantados, las palmas de las manos deben señalarse mutuamente.

El péndulo (1)

El títere ▶ Siéntese en la parte delantera de una silla.

Coloque los pies firmes en el suelo y a una distancia entre sí equivalente a la anchura de sus caderas.

Extienda los brazos con las palmas de las manos señalando hacia delante.

Estire la columna vertebral e inclínese hacia atrás.

Eleve ligeramente una y otra pierna de forma sucesiva y flexione las rodillas (fig. col. izqda.).

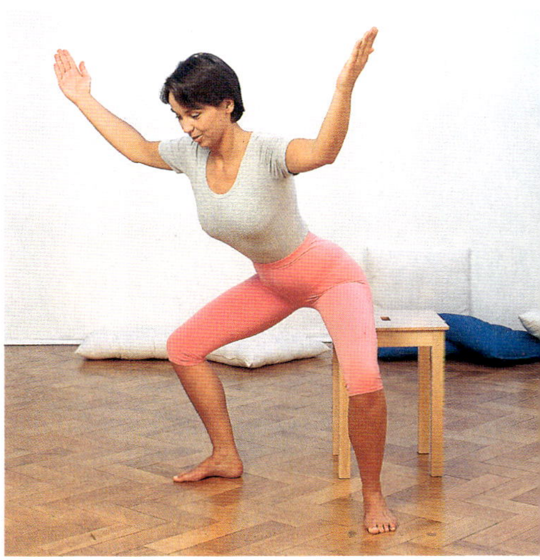

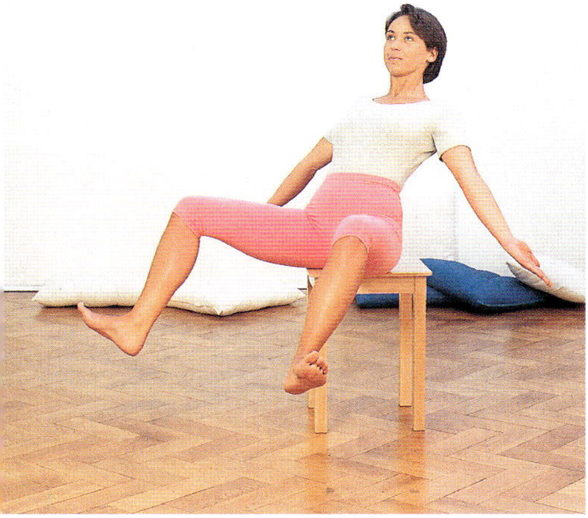

El péndulo (2)

El péndulo

Si se mueve poco o parcialmente, su musculatura se va cargando de forma irregular y, por lo tanto, se debilita. Sin embargo, para estabilizar la columna vertebral, los músculos abdominales y los dorsales deben trabajar conjuntamente. Con *el péndulo*, podrá trabajar y fortalecer estos músculos de forma equilibrada.

Para fortalecer los músculos abdominales y los dorsales

▶ Siéntese en la parte delantera de una silla sin respaldo o un taburete.

Separe las piernas y coloque los pies firmes sobre el suelo, dejando entre ambos una distancia similar a la anchura de sus caderas.

Extienda los brazos con las palmas de las manos señalando hacia delante.

Estire la columna vertebral e inclínese hacia delante, levantando las nalgas de la silla y concentrando todo el peso en los pies. Al mismo tiempo, lleve los dos brazos hacia delante y hacia arriba, con los codos levemente flexionados (pág. 70, fig. 1).

Siéntese de nuevo en la parte delantera del asiento manteniendo el cuerpo en tensión.

Incline la columna vertebral hacia atrás y vuelva a poner los brazos estirados al lado del cuerpo (fig. 2).

Inclinarse hacia delante, levantarse, sentarse e inclinarse hacia atrás conforman un mismo movimiento.

Realice este ejercicio de balanceo 4 veces.

Atención: asegúrese de que, mientras realiza este movimiento, la columna vertebral permanece recta, y el cuerpo, tenso.

Músculos abdominales: nivel II

Mientras que los ejercicios del primer nivel son fáciles de aprender, los del segundo nivel son algo más complicados y requieren un buen dominio de los más sencillos.

El esquí de fondo (1)

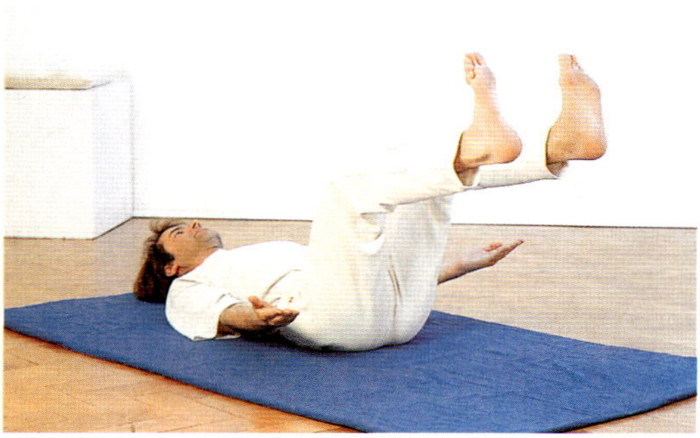

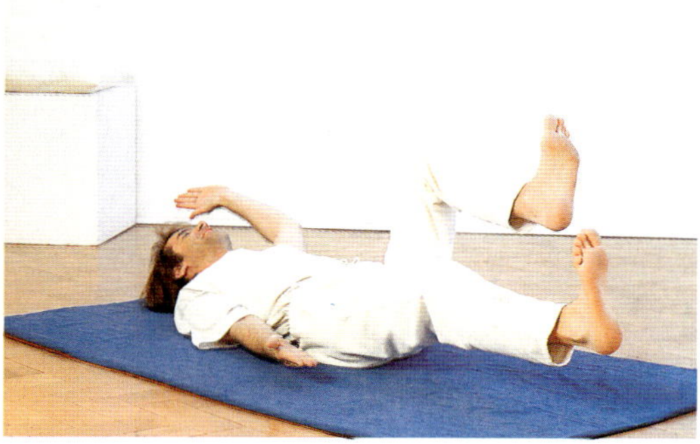

El esquí de fondo (2)

Esquí de fondo

Si está de pie la mayor parte del día o si a menudo debe transportar pesos, entonces debería fortalecer la musculatura abdominal.

El soporte de los músculos de la parte delantera del tronco, los cuales se desarrollan con la práctica del *esquí de fondo*, permite sostener el peso del tórax y transportar pesos. A la vez, fortalece los músculos dorsales y estabiliza la columna vertebral.

▶ Tiéndase en el suelo colocando la espalda encima de una colchoneta dura.

Levante ambas piernas flexionadas hasta que las rodillas estén en posición vertical por encima de las caderas. Las pantorillas y los muslos deben formar un ángulo recto.

Extienda los brazos hasta poner los dorsos de las manos encima de la colchoneta.

A continuación, levante ligeramente los brazos estirados (fig. 1).

Estire la columna vertebral y baje los hombros.

Acerque la barbilla al cuello, levantando un poco la cabeza. Mientras mantiene la tensión del cuerpo, estire el brazo izquierdo y la pierna derecha sin tocar el suelo (fig. 2).

▶ Vuelva a la posición inicial y haga lo mismo con el brazo derecho y la pierna izquierda, manteniendo la tensión del cuerpo.

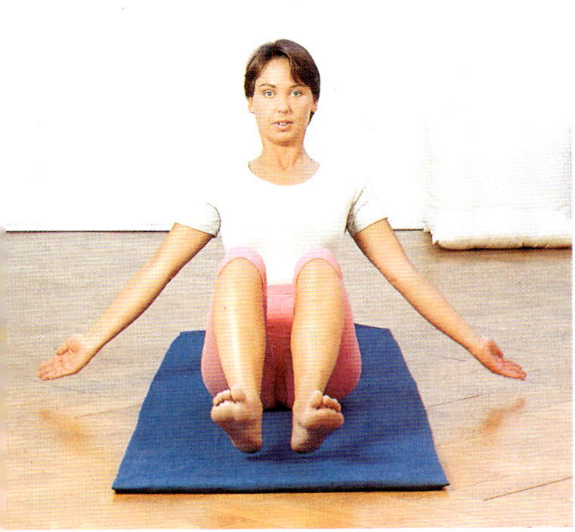

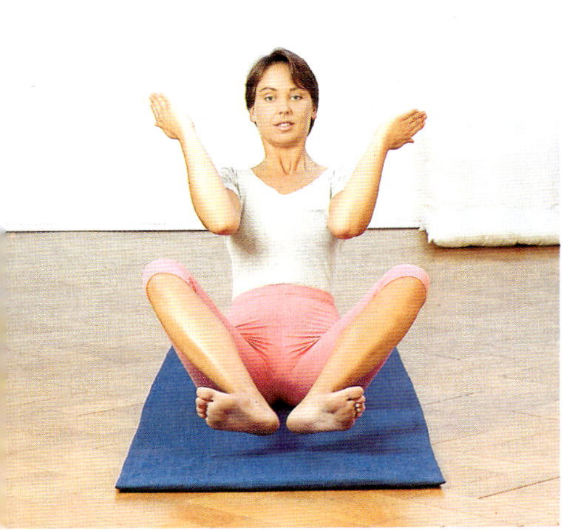

ana sentada, *arriba* (1), *abajo* (2)

Realice, en total, 4 repeticiones de esta secuencia de movimientos.

Cuando alcance un dominio absoluto de este ejercicio, puede pasar a ejecutarlo 6 veces seguidas.

La rana sentada

Para fortalecer los músculos abdominales

Con este ejercicio trabajará con intensidad los músculos abdominales. Por lo tanto, empiece a practicarlo una vez domine los más sencillos.

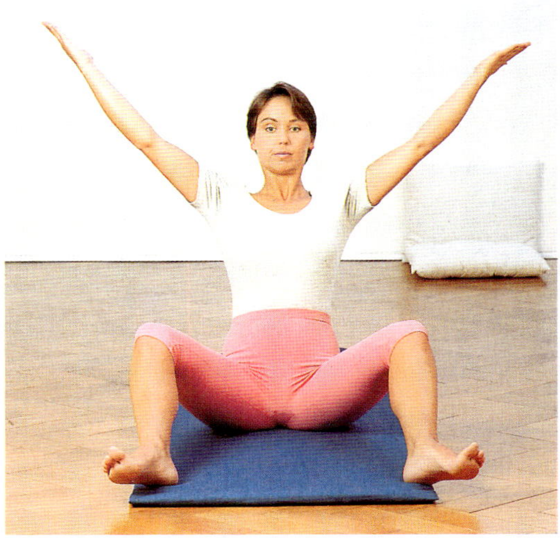

La rana sentada (3)

▶ Siéntese en el suelo, enderece la columna vertebral e inclínese hacia atrás.

Gire los brazos hacia fuera con las palmas de las manos señalando hacia delante.

Levante las piernas una tras otra, flexiónelas un poco y manténgalas en el aire (fig. 1).

Mantenga la tensión.

Acerque las piernas al cuerpo, junte los talones y separe las rodillas. Al mismo tiempo, acerque los codos hacia el centro del tronco.

Asegúrese de que mantiene la espalda recta (pág. 73, fig. 2).

Separe los brazos y las piernas. Lleve las piernas hacia delante –las piernas no deben estar totalmente estiradas, sino ligeramente flexionadas–, roce el suelo con los talones y estire los brazos hacia arriba, en uve (pág. 73, fig. 3).

Repita ambos movimientos 5 veces (brazos y piernas encogidos y estirados), ejecutándolos de forma rápida e ininterrumpida.

Flexiones con los antebrazos

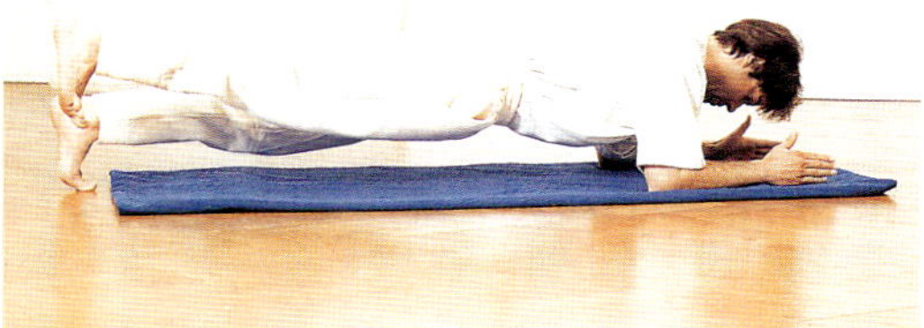

Flexiones con los antebrazos

¿Su trabajo le obliga a estar en una posición semejante a la de los peluqueros o a la de los empapeladores? En estos trabajos, y en otros parecidos, la posición de los brazos exigida es como la de una palanca: el peso del cuerpo recae principalmente en la parte más delantera del cuerpo. Para hacer frente a esta carga, debe fortalecer los músculos del tronco.

Para fortalecer los músculos del tronco

Con este ejercicio, puede trabajar, simultáneamente, la cintura escapular, los músculos dorsales y los músculos abdominales. No obstante, debe tener en cuenta que su dificultad de ejecución exige una cierta preparación; de modo que no empiece a practicarlo hasta haber dominado los ejercicios de fortalecimiento anteriores.

▶ Estírese en el suelo boca abajo sobre una colchoneta.

Coloque los codos en el suelo a la altura de los hombros, y ponga los antebrazos por delante de usted.

Gire las manos y póngalas de costado; las palmas deben quedar encaradas.

Incline los pies, ponga los dedos de los pies en el suelo y levante la pelvis.

Baje los hombros, estire la columna vertebral y tense los músculos dorsales y los abdominales para estabilizar la columna vertebral

Todo el cuerpo debe encontrarse en línea; la pelvis no debe «hundirse».

Manteniendo esta tensión, levante un poco las piernas estiradas 10 veces, alternativamente (fig. col. izqda.).

Ejercicios de estiramiento muscular

Las articulaciones de los brazos y de las piernas también se pueden ver perjudicadas si se mantiene una posición del cuerpo desequilibrada. A consecuencia de ello, los músculos situados alrededor de las articulaciones se acortan y ejercen presión sobre los cartílagos, que a su vez se debilitan y dejan de funcionar normalmente.

Las articulaciones de los brazos y las de las piernas también influyen directamente sobre la posición de la columna vertebral.

Si los músculos situados alrededor de las articulaciones se contraen y, en consencuencia, las articulaciones no pueden desempeñar correctamente su función, se produce un efecto negativo sobre la posición y la estabilidad de la columna vertebral.

Con los ejercicios de estiramiento que le proponemos a continuación, podrá fortalecer los músculos y hacer así frente a las tensiones causadas por el desequilibrio corporal.

Al realizarlo, evite hacer rebotes; sólo conseguiría aumentar la contracción muscular.

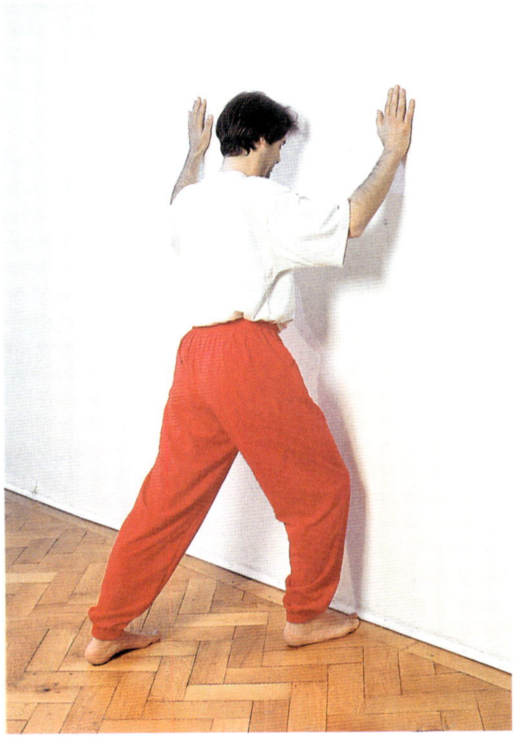

Estiramiento de la pantorrilla

Estiramiento de la pantorrilla

Si lleva a menudo zapatos de tacón alto, los músculos de las pantorrillas se acortarán. Esto puede notarlo claramente si al caminar descalzo tiene la sensación de que se cae hacia atrás.

Con este ejercicio puede estirar y fortalecer los músculos de las pantorrillas.

Fortalecer las pantorrillas

▶ Colóquese de cara a una pared y apoye contra ella las palmas de las manos situadas a la altura de los hombros.

Avance el pie derecho y haga recaer todo su peso en la pierna derecha, ligeramente doblada, mientras estira la pierna izquierda hacia atrás.

Apoye el pulpejo del pie izquierdo en el suelo y, lentamente, vaya colocando toda la planta del pie en el suelo.

Asegúrese de que todo el peso de su cuerpo recae en la pierna derecha y de que su pierna izquierda sigue recta. Los dos pies deben estar en dirección a la pared (pág. 75, fig. superior).

Aguante el estiramiento unos diez segundos y, a continuación, intercambie la posición de las piernas.

Realice este ejercicio 6 veces con cada pierna alternativamente.

Atención: durante el estiramiento, debería notar cierta tirantez en la pantorrilla y en el tendón de Aquiles.

En caso contrario, compruebe si todo el peso recae sobre la pierna derecha y si la distancia entre ambas piernas (equivalente a un paso) es suficientemente grande.

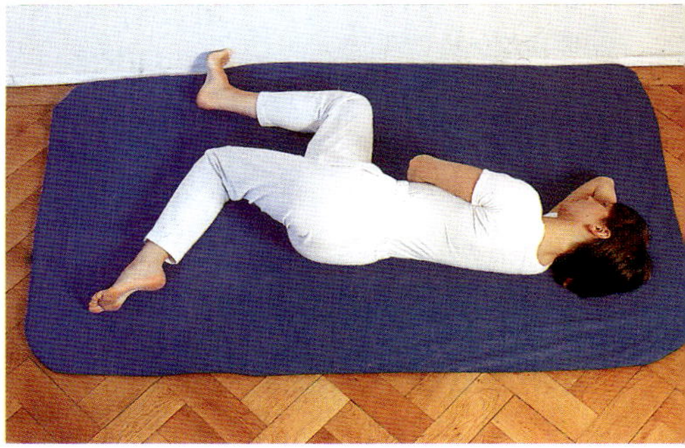

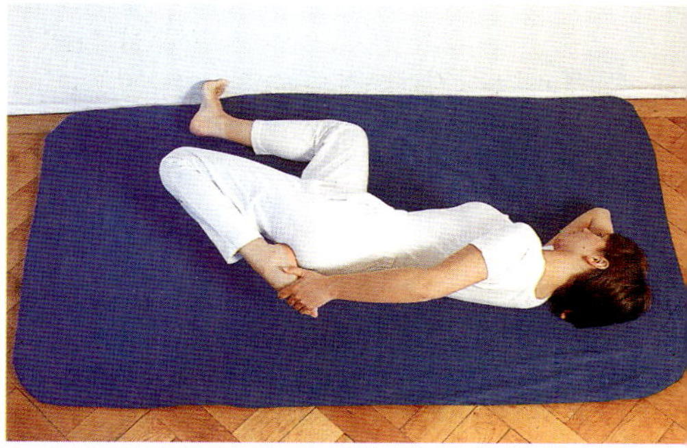

Estiramiento del muslo, *arriba* (1) *abajo* (2)

Estiramiento del muslo

Si permanece sentado durante mucho rato, las articulaciones de sus caderas están en permanente flexión.

Estire su musculatura para contrarrestar esta posición desequilibrada y para evitar que sus músculos se contraigan.

▶ Tiéndase de lado, aproximadamente a un metro de una pared, sobre el costado derecho y encima de una colchoneta, mirando hacia la pared.

Doble la pierna derecha por delante de su cuerpo y apoye la punta del pie derecho en la pared (pág. 76, fig. 1).

Cójase el pie izquierdo con la mano y tire de él hacia atrás, de manera que la cadera y el muslo estén rectos, y la rodilla, doblada (pág. 76, fig. 2).

Mantenga este estiramiento 10 segundos.

A continuación, relaje la pierna izquierda colocándola un instante encima de la derecha.

stiramiento de
s abdominales

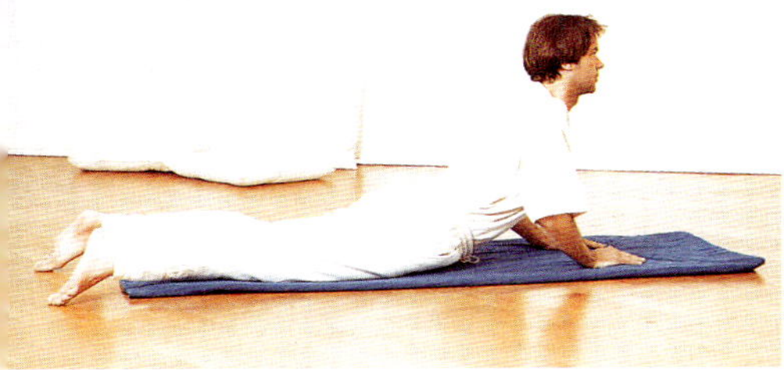

Durante el estiramiento, el muslo debe ser una prolongación de la cadera; no debe estar ni demasiado cerca ni demasiado separado de la otra pierna.

Repita este ejercicio 3 veces. Luego cambie de lado y estire la pierna derecha.

Atención: si realiza este ejercicio correctamente, notará cierta tirantez en el muslo.

Estiramiento de los músculos abdominales

¿Está sentado durante mucho rato y, al hacerlo, cruza las piernas? Esta posición impide que su columna vertebral esté estirada y produce un desequilibrio de los músculos: los músculos abdominales se acortan y los músculos dorsales se estiran.

Con este ejercicio de estiramiento puede evitar que los músculos abdominales se contraigan.

Estiramiento de los músculos abdominales

▶ Tiéndase en el suelo boca abajo encima de una colchoneta.

Estire las dos piernas y apóyese con las dos manos en el suelo, situadas a la altura de los hombros.

Estire los brazos levantando el tronco del suelo; la pelvis y las piernas deben permanecer encima de la colchoneta (fig. col. izqda).

Mantenga este estiramiento diez segundos y luego vuelva a tenderse lentamente en la colchoneta.

Repita este ejercicio 3 veces.

Atención: si realiza este ejercicio correctamente, notará cierta tirantez en la pared abdominal.

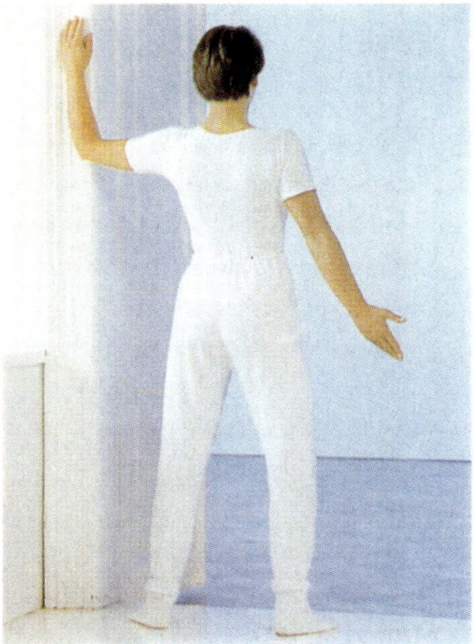

Estiramiento de los músculos pectorales (1)

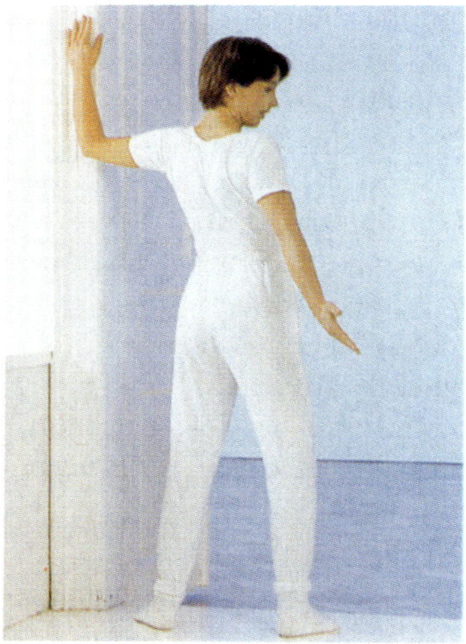

Estiramiento de los músculos pectorales (2)

Estiramiento de los músculos pectorales

¿Tiene un hijo pequeño que a menudo debe coger en brazos? ¿Cruza con frecuencia los brazos? La posición de los brazos perjudica la columna vertebral y, con un peso adicional en la parte delantera de su cuerpo, ésta se curva a la altura del pecho y la musculatura pectoral se acorta.

Con el estiramiento regular de los músculos pectorales, puede conseguir una agradable compensación.

Estiramiento de los músculos pectorales

▶ Sitúese en el umbral de una puerta con las piernas separadas.

Doble un brazo a un lado hasta que el codo esté a la altura de los hombros y ponga el antebrazo verticalmente en la parte anterior del marco de la puerta. La mano debe señalar hacia arriba (fig. 1).

Estire el otro brazo y gírelo hacia fuera con la palma de la mano señalando hacia delante.

Estire la columna vertebral y gire el tronco y la cabeza hacia el lado opuesto al marco, manteniendo el antebrazo apoyado en el marco (fig. 2).

Mantenga este estiramiento 10 segundos y vuelva a colocar el cuerpo recto.

Repita este ejercicio 3 veces, cambie de brazo y empiece de nuevo.

Atención: si realiza este ejercicio correctamente, notará cierta tirantez en la axila del lado estirado.

Estiramiento lateral del cuello

¿Trabaja con los brazos hacia delante durante mucho tiempo, sin ningún tipo de soporte, como, por ejemplo, hace un dentista? ¿Le gusta

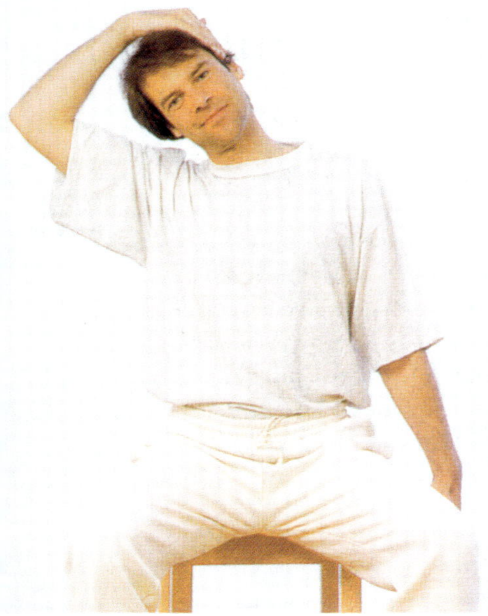

Estiramiento lateral del cuello

llevar bolso en bandolera, lo que a menudo le provoca tensión en el cuello?

Entonces, este ejercicio le puede proporcionar un gran alivio, ya que practicándolo se estiran y relajan los músculos laterales del cuello.

▶ Siéntese en una silla, con las piernas separadas y los pies firmes en el suelo.

Enderece la columna vertebral y baje los dos hombros.

Pase un brazo por encima de la cabeza, hasta que la palma de la mano se encuentre encima de la sien del lado opuesto.

Presione la cabeza contra la palma de la mano.

Mantenga esta posición durante 4 segundos y, a continuación, incline la cabeza hacia el lado del brazo que la rodea, forzando la inclinación con la ayuda de la mano.

Simultáneamente al movimiento de la cabeza, estire el otro brazo hacia abajo, alejando todo lo que pueda la cabeza del hombro (fig. col. izqda).

Mantenga este estiramiento 10 segundos y vuelva la cabeza al centro.

Repita este estiramiento 2 veces más.

A continuación, estire el otro lado, de igual manera, 3 veces.

Atención: si realiza el ejercicio correctamente, notará una tirantez en la parte del cuerpo estirada, entre la parte lateral de la cabeza y el hombro.

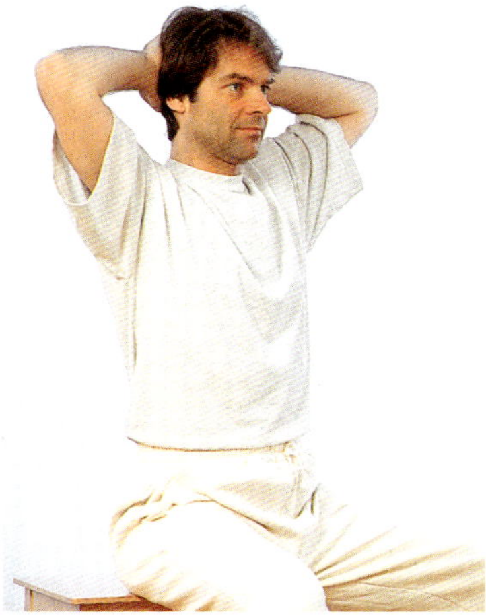

Estiramiento de los músculos de la nuca (1)

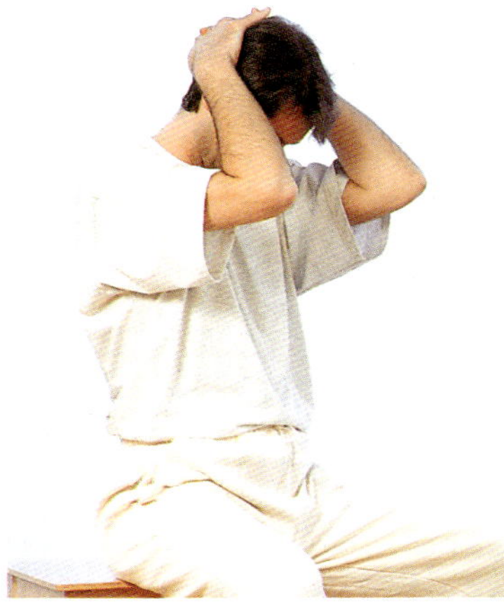

Estiramiento de los músc de la nuca (2

Estiramiento de los músculos de la nuca

¿Su trabajo le obliga a levantar la cabeza a menudo para mirar hacia arriba, mientras eleva los brazos, como, por ejemplo, los empapeladores o los mecánicos de coches? Esto, así como una sobrecarga de la nuca y de la cintura escapular, también provoca una contracción de los músculos de la nuca, causa frecuente de dolores de cabeza.

▶ Siéntese erguido, con los pies firmes en el suelo y a una distancia el uno del otro superior a la anchura de sus caderas.

Junte las manos y póngalas detrás de la cabeza, con los codos hacia atrás. Evite encoger los hombros.

Presione ligeramente el occipucio con las manos (fig. 1).

Mantenga esta posición durante 4 segundos.

Luego, incline la cabeza hacia delante, entrando la barbilla; las manos deben permanecer en el occipucio.

Simultáneamente al movimiento de la cabeza, baje aún más las escápulas (fig. 2).

Mantenga este estiramiento durante 10 segundos y, a continuación, vuelva a levantar la cabeza lentamente.

Repita este estiramiento 3 veces.

Atención: si realiza este ejercicio correctamente, notará una tirantez partiendo del occipucio y por encima de la nuca y de las dos escápulas.

Ejercicios de relajación

Entre el cuerpo y el alma existe una estrecha acción recíproca. Agentes externos, como la intranquilidad y el estrés, y cargas emocionales, como las preocupaciones, el miedo o el enfado, provocan frecuentes reacciones corporales que se manifiestan en dolores de espalda.

Con la ayuda de los ejercicios de relajación, puede aprender a hacer frente tanto a las cargas corporales como a las emocionales.

▶ Debería realizar los siguientes ejercicios de relajación –si es posible, a diario y durante un período de tiempo largo– para conseguir un éxito duradero. Lo mejor sería que acabara siempre los ejercicios de la espalda con un ejercicio de relajación.

- Para realizar los ejercicios de relajación, necesita disponer de un espacio tranquilo y cálido donde no sea molestado.
- Es importante que lleve ropa cómoda.
- Usted decide cuándo realizar los ejercicios. Lo mejor es que los lleve a cabo siempre a la misma hora; de este modo se convertirán en un hábito que incorporará a su rutina cotidiana.
- En la página 41 encontrará unos sencillos ejercicios de relajación que le ayudarán a combatir rápidamente los efectos del ajetreo diario y a tomarse las cosas con más calma y tranquilidad.

Atención

Los movimientos deben realizarse con extrema lentitud y prestando mucha atención. Si es posible, no hable durante el ejercicio para que su compañero pueda concentrarse completamente en los movimientos y usted pueda percibir la relajación muscular.

- En este ejercicio no se trata de hacer movimientos «bruscos», sino de levantar y bajar varias veces las diferentes partes del cuerpo suave y lentamente, para conseguir una profunda relajación.
- Es necesario tener suficiente tiempo para relajarse, antes de continuar con el siguiente paso del ejercicio.

El programa de ejercicios

Relajación según Hedi Haase

Este método de relajación requiere la intervención de dos personas.

Subirá, moverá y volverá a bajar lentamente los brazos, las piernas y las otras partes del cuerpo de su compañero

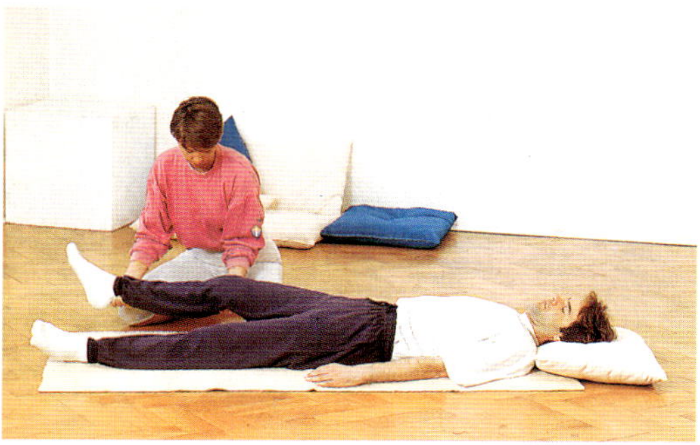

Relajación según Hedi Haase (1)

sin que éste le ayude en los movimientos.

El hecho de dejar el peso del cuerpo en manos del compañero hace que las tensiones de los músculos desaparezcan.

Las siguientes indicaciones están dirigidas a la persona que realiza los ejercicios, la más activa de las dos.

▶ Su compañero debe tenderse relajada y cómodamente en el suelo encima de una colchoneta. Él decide con qué parte del cuerpo va a empezar.

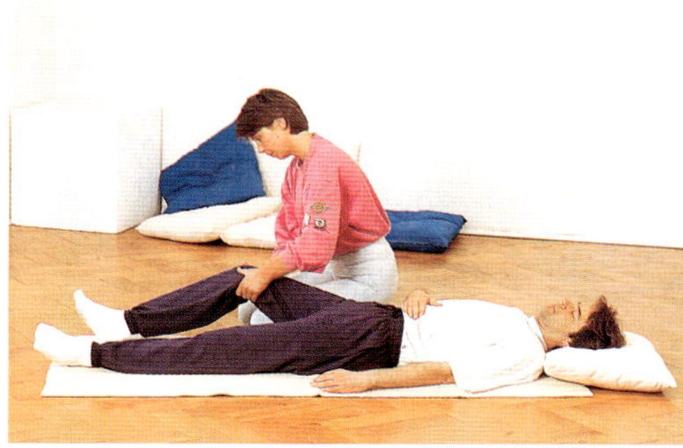

Relajación seg
Hedi Haase (2)

● Si ha decidido empezar por el lado derecho, arrodíllese al lado de la pierna derecha de su compañero. Ponga la mano derecha debajo del pie derecho de su compañero, y la izquierda, debajo de su corva derecha.

Levántele ligeramente la pierna derecha, llévela un poco

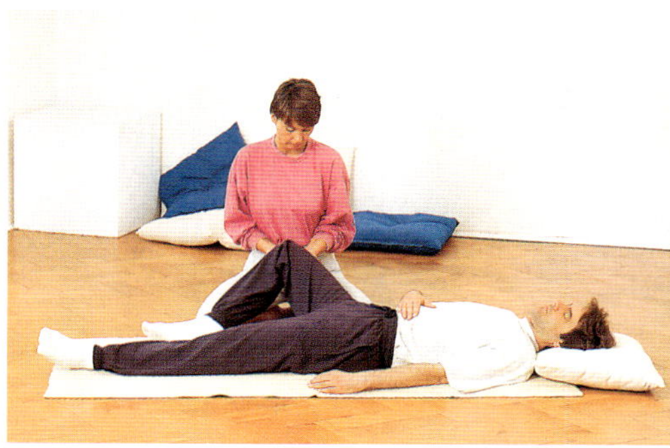

Relajación seg
Hedi Haase (3)

hacia usted y vuélvala a poner en el suelo. De la misma manera, vuelva a levantarla, muévala un poco más hacia usted y vuelva a dejarla en el suelo (fig. 1).

● Coja el muslo derecho de su compañero con ambas manos, por encima de la rodilla.

Empiece a doblarle la pierna derecha hasta que el pie no toque la colchoneta (pág. 82, fig. 2).

Ponga la mano derecha en la parte exterior de la rodilla de su compañero, y la izquierda, en la parte exterior de su muslo, y deje que su compañero apoye la pierna derecha en sus manos (pág. 82, fig. 3).

ajación según Hedi Haase (4)

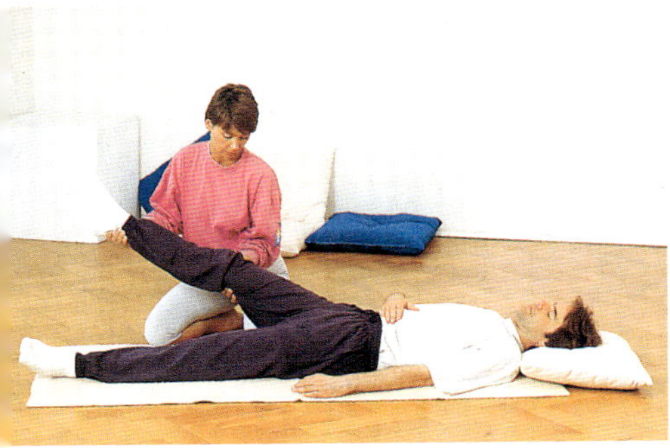

Haga sentir a su compañero que puede confiar plenamente en usted.

Lleve de nuevo la rodilla al centro, de la misma manera.

● Con la mano izquierda, coja la parte inferior del muslo derecho de su compañero, ponga la mano derecha debajo de su pie derecho y levante su pierna derecha hasta que la rodilla esté extendida (fig. 4).

Estire un poco más su pierna derecha en sentido longitudinal, para que no esté comprimida.

Mantenga esta posición durante un rato.

Vuelva a colocar su pierna sobre la colchoneta.

Relajación según Hedi Haase (5)

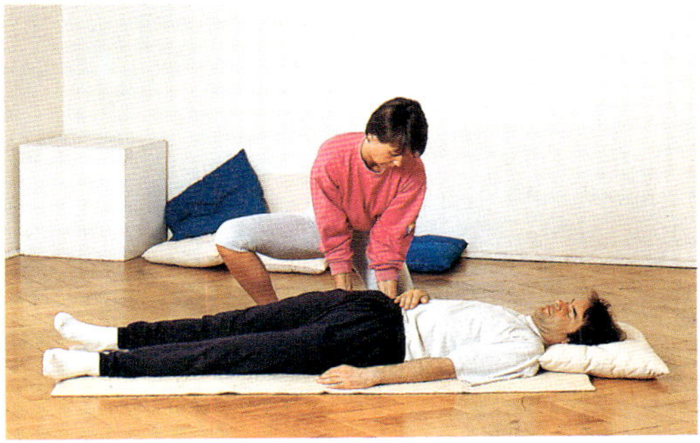

● Arrodíllese al lado derecho de su compañero y póngale el antebrazo derecho y la mano derecha encima del abdomen.

Colóquele las dos manos, con las palmas mirando hacia arriba, debajo de la pelvis y levántela un poco hacia este lado (fig. 5).

Relajación según Hedi Haase (6)

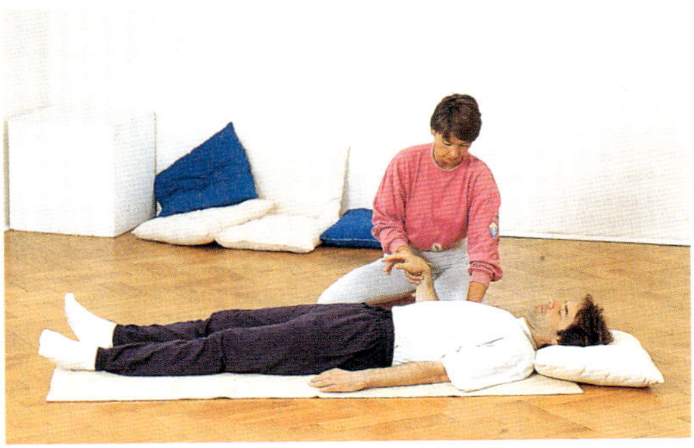

El programa de ejercicios

Cuando vuelva a poner la pelvis en el suelo, retire poco a poco sus manos hasta que ésta toque la colchoneta. A continuación vuelva a poner el brazo y la mano de su compañero encima de la colchoneta.

● Arrodíllese al lado del brazo derecho de su compañero, ponga la mano derecha debajo de la muñeca derecha de éste y levante su antebrazo lentamente,

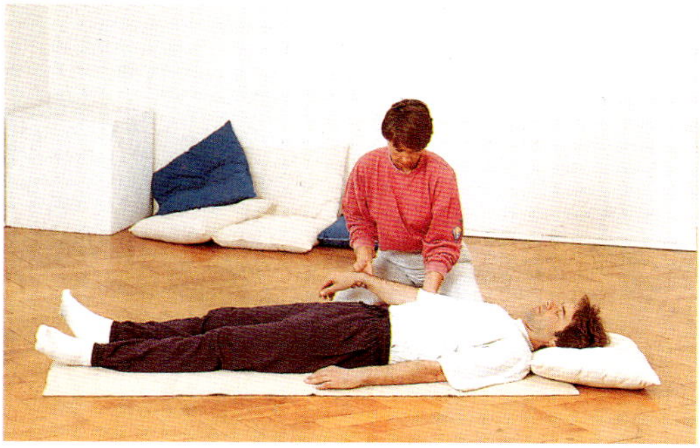

Relajación según Hedi Haase (7)

hasta que forme un ángulo recto con la parte superior del brazo.

Coloque de nuevo el brazo en el suelo (pág. 83, fig. 6).

● Coja la muñeca derecha y el brazo derecho de su compañero con las manos, levante un poco el brazo hacia fuera y llévelo hacia usted. Luego lleve el brazo a su posición inicial.

De la misma manera, levante el brazo de nuevo, muévalo hacia fuera (un poco más que la

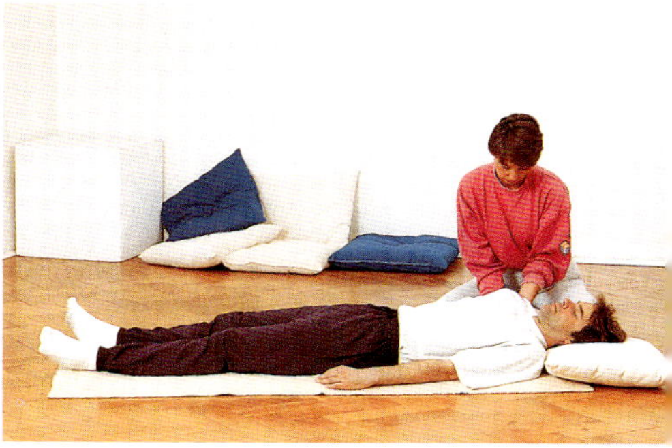

Relajación se[gún] Hedi Haase (8)

primera vez), colocándolo de nuevo al lado del cuerpo, de la misma forma (fig. 7).

● Arrodíllese al lado del hombro derecho de su compañero y ponga las manos en el suelo una al lado de la otra, con las palmas mirando hacia arriba, de manera que los dedos señalen al hombro de su compañero.

Coloque las dos manos debajo de su hombro derecho y levántelo.

Retire las manos hasta depositar el hombro suavemente en el suelo (fig. 8).

Con esto hemos acabado con la relajación de la parte derecha del cuerpo. Ahora déjelo disfrutar de unos minutos de tranquilidad.

A continuación, aplique los mismos movimientos al lado izquierdo del cuerpo de su compañero, con la misma lentitud.

Después, pueden intercambiar los papeles.

Relajación según Edmund Jacobson

Esta técnica de relajación tan fácil como eficaz es conocida también con el nombre de *progressive relaxation* (relajación progresiva).

Edmund Jacobson se ocupó intensivamente de las funciones de los músculos y descubrió que la tensión del cuerpo está estrechamente ligada a la tensión anímica. Por lo tanto, el objetivo de su técnica de relajación es tensar ligeramente los músculos para proceder, después, a su relajación y originar, simultáneamente, una relajación anímica.

Tensión y relajación muscular

Para ello, se deberán tensar determinados grupos de músculos para proceder, inmediatamente, a su relajación; la fase de relajación, sin embargo, dura claramente más tiempo que la fase de tensión. Lo que es importante de este ejercicio es tener conciencia y percibir lo más exactamente posible los distintos procesos corporales de cada una de las dos fases.

▶ Tiéndase relajada y cómodamente encima de una colchoneta con la espalda recta.

Mantenga la tensión de cada parte del cuerpo durante unos 7 segundos, para proceder, después, a su completa relajación, durante 40 segundos.

- Cierre el puño de la mano que más utilice (la mano derecha para los diestros y la mano izquierda para los zurdos). Notará tensión en los músculos de su antebrazo.

  Abra la mano y déjela completamente relajada.

  A continuación, haga lo mismo con la otra mano y, depués, con las dos manos a la vez.
- Ponga las manos encima de sus hombros; los codos deben estar doblados.

  Mantenga esta posición de tensión.

  Vuelva a poner los brazos encima de la colchoneta y déjelos relajados y sueltos.
- Extienda los brazos hasta que las palmas de las manos estén de cara al techo y presione los antebrazos contra la colchoneta.

  A continuación, afloje la tensión y vuelva a descansar los brazos encima de la superficie.
- Despegue los hombros de la colchoneta y manténgalos tensos. Notará una cierta tirantez en los músculos de los hombros y en los músculos de la parte delantera del tórax.

El programa de ejercicios

Vuelva a poner los hombros en el suelo lenta y relajadamente.

- Eleve ambos hombros. Notará tensión en los músculos de la nuca.

Coloque de nuevo los hombros en la colchoneta, relajadamente.

- Presione firmemente su occipucio contra la colchoneta. Notará tensión en los músculos de la nuca.

Disminuya la tensión para que su cabeza vuelva a descansar, relajadamente, sobre la colchoneta.

- Tense los músculos faciales subiendo las cejas y frunciendo la frente.

Disminuya la tensión. Notará que los músculos y la frente vuelven a relajarse.

- Cierre los ojos, apretando fuertemente los párpados.

Afloje la tensión para que los párpados vuelvan a descansar, relajadamente, manteniendo los ojos cerrados.

- Apriete los dientes. Notará tensión en los músculos maxilares.

Relaje completamente la tensión de manera que pueda volver a mover la mandíbula y note la lengua relajada.

- Apriete al máximo el abdomen hacia dentro. Notará tensión en los músculos abdominales.

Afloje la tensión hasta que los músculos abdominales vuelvan a estar completamente relajados.

- Tense los músculos abdominales presionándolos, ahora, hacia fuera.

Reduzca la tensión hasta que los músculos abdominales vuelvan a estar completamente relajados.

- Tense las nalgas y los muslos, apretando las nalgas y estirando las rodillas.

Notará tensión en los músculos de las nalgas y en los de los muslos.

Reduzca la tensión y relájese.

- Flexione los pies, de forma que las puntas señalen hacia arriba.

Notará tensión en las pantorrillas.

Relaje los dedos de los pies y deje que las pantorrillas vuelvan a reposar suavemente encima de la colchoneta.

- Estire los pies, de forma que los dedos apunten hacia delante. Notará tensión en el empeine y en la tibia.

Relaje los dedos de los pies y deje que las pantorrillas vuelvan a reposar suavemente en la colchoneta.

- Y para finalizar los ejercicios de relajación, abra los ojos, respirando profundamente y estirando y tensando todo el cuerpo como más le apetezca. Tómese su tiempo.

Ejercicios de respiración

Respirar es vida. Sin tener que realizar ningún esfuerzo, respiramos regular y rítmicamente.

Cada vez que inspiramos, tomamos el oxígeno que necesita nuestro organismo para vivir. Y cada vez que espiramos, expulsamos de los pulmones el anhídrico carbónico, eliminando los gases residuales (intercambio de gases).

Durante la inspiración, los músculos que envuelven las costillas se tensan y alejan el esternón de la columna vertebral. Simultáneamente, se tensa el diafragma que ejerce presión sobre los órganos de la región abdominal. Al agrandarse la caja torácica, los pulmones se dilatan, y en los alveolos pulmonares tiene lugar el intercambio de oxígeno por anhídrico carbónico.

En la espiración, los músculos dejan de estar tensos, el esternón retrocede volviendo a su posición inicial, y como resultado de la expansión de los alveolos se produce un efecto de succión, lo cual estimula la circulación de la sangre y la actividad de los órganos abdominales.

Podemos hacer mucho

A pesar de que la inspiración y la espiración no requieran ningún esfuerzo voluntario, uno mismo puede hacer mucho para que el cuerpo reciba en condiciones óptimas el oxígeno que necesita.

El primer paso de la respiración tiene lugar cuando el aire penetra por la nariz hasta la cavidad nasal pasando por un conducto recubierto de pelillos que hace de filtro y limpia el aire inspirado. En la membrana mucosa, el aire frío se calienta, ajustándose a la temperatura corporal.

Respirar sana y profundamente depende también de nosotros. Por ejemplo, llevar ropa demasiado ajustada, como unos tejanos muy apretados, no solamente nos obliga a adoptar malas posturas, sino que también dificulta en gran medida la movilidad natural que posibilita la respiración. Las prendas ajustadas inmovilizan la pelvis y obstaculizan la respiración diafragmática.

La ropa demasiado ajustada dificulta la respiración

Respirar hondo para abastecer al organismo con el oxígeno necesario, tampoco es nada fácil cuando se adoptan malas posturas. Estar sentado con la espalda encorvada y las piernas cruzadas comprime las cavidades torácica y abdominal; por consiguiente, el movimiento de la respiración es más lento, la respiración se vuelve más superficial y es más difícil que tenga lugar el intercambio de gases de forma eficiente.

▶ Así pues, para disfrutar de la necesaria libertad de movimiento y poder respirar hondo, procure no llevar ropa muy ajustada que le oprima el cuerpo (es mejor que se compre tejanos de talla superior a la suya). Y tampoco se apriete demasiado el cinturón.

● Intente siempre que la posición de su cuerpo le permita respirar hondo.

Favorecer la respiración

A continuación le presentamos tres ejercicios respiratorios que contribuirán a mejorar su respiración. Escoja el ejercicio que prefiera.

▶ En la página 32 se proporcionan las bases para practicar ejercicio de forma correcta.

■ El ejercicio de *respiración abdominal* es apropiado como preparación.

Respiración torácica y costal profunda

Respiración abdominal (respiración diafragmática)

Con frecuencia respiramos superficialmente, condicionados por la ropa que llevamos o la postura que adoptamos.

Con este sencillo ejercicio aprenderá a realizar la respiración abdominal –como hacen los niños de forma natural– con el fin de «almacenar» más oxígeno.

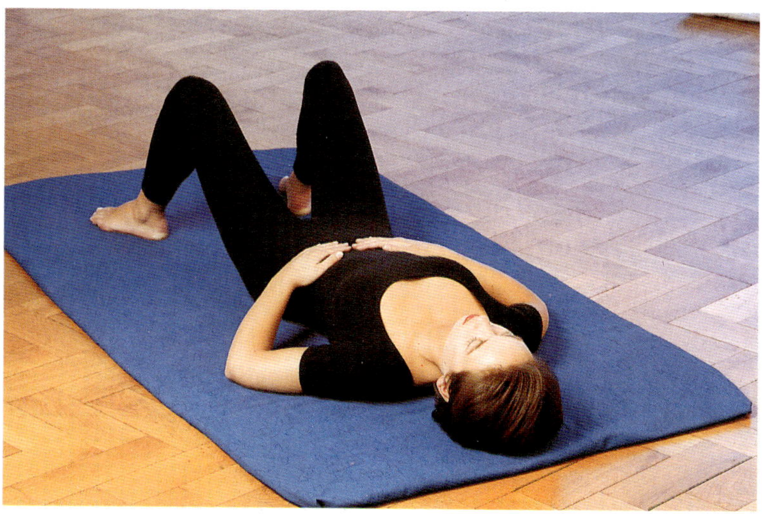

Respiración abdominal

Si por las circunstancias del momento (por estar en el trabajo), no le es posible realizar el ejercicio en posición tumbada, puede hacerlo también en posición sentada cuando pueda tomarse un respiro.

El ejercicio es más eficaz si se realiza tres veces al día.

▶ Tiéndase relajada y cómodamente, apoyando la espalda en el suelo o en una superficie dura.

Doble las piernas con los pies en el suelo y relaje la región abdominal.

Colocándose ambas manos en el abdomen, podrá percibir los movimientos respiratorios (fig. pág. 88).

Si no puede tumbarse, siéntese lo más cómodamente posible en una silla con respaldo y brazos laterales. Mantenga los pies fijos en el suelo y los brazos apoyados en los brazos del asiento. Coloque las manos relajadas en el abdomen.

Empiece por la espiración, con la cual la cavidad abdominal se hunde. Haga una breve pausa. A continuación, inspire hondo y podrá experimentar cómo el movimiento del diafragma empuja el abdomen hacia fuera. En este momento, los músculos del abdomen están completamente tensos.

Espire de nuevo.

Realice este ejercicio durante 3 minutos.

Toallas enrolladas

El ejercicio *toallas enrolladas* le ayudará a estirar el cuerpo, arqueándolo, especialmente la región torácica de la columna vertebral, y a descargar la región lumbar y cervical de la columna. Además, simultáneamente permite estirar la parte delantera del cuerpo, y agranda las cavidades torácica y abdominal, lo cual permite una respiración más profunda y una mejor absorción de oxígeno.

Atención

Si usted acostumbra a andar o a sentarse con la espalda encorvada, o si normalmente va con los hombros encogidos, empiece con rollos pequeños; cuanto más grandes sean los rollos, mayor será el estiramiento que deba realizar la columna. Así pues, si ha mal acostumbrado el cuerpo con posturas viciosas, es importante ir paso a paso y no precipitarse, para que el cuerpo tenga tiempo de adaptarse a la nueva postura.

Tómeselo con calma

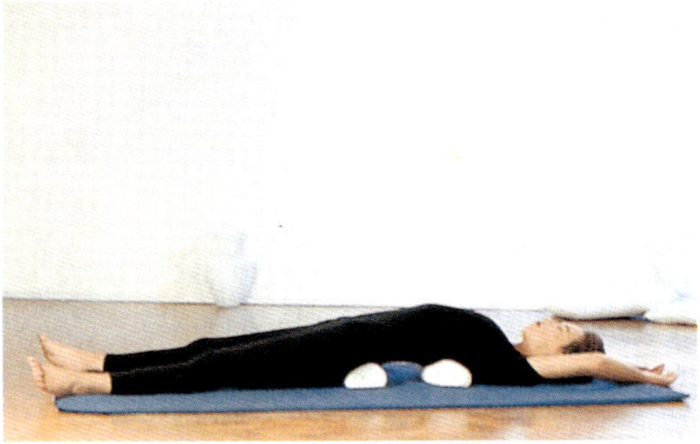

Toallas enrolladas

Para llevar a cabo este ejercicio necesita un par de toallas rectangulares y una almohada.

▶ Enrolle las toallas. Coloque las toallas paralelas en el suelo, a unos 20 centímetros la una de la otra. Tiéndase apoyando la espalda encima de las toallas enrolladas, de manera que una toalla quede debajo de la región lumbar, y la otra, debajo de la región torácica de la columna vertebral, a la altura de la punta del esternón. Si las toallas no coinciden con estos puntos corporales, colóquelas de nuevo hasta conseguir que la posición sea la que aquí se indica.

Estire los brazos hacia atrás, de manera que reposen al lado de la cabeza y encima del suelo (fig. arriba). Cuando se sienta cómodo, colóquese una pequeña almohada debajo de la cabeza.

Descanse y relájese; arrellánese en las toallas como si éstas formaran parte de usted.

Practique la respiración abdominal; respire hondo y espire el aire lentamente. Ejecute los movimientos respiratorios tranquila y relajadamente, como si fueran los movimientos de las olas, durante unos 8 o 10 minutos.

Póngase de lado, retire las toallas y tiéndase de nuevo sobre la espalda. Continúe manteniendo esta posición relajada y cómoda, y pregúntese si verdaderamente ahora se siente mejor.

Tómese unos 8 o 10 minutos más de descanso antes de levantarse.

Cuando ya lleve un tiempo practicando este ejercicio podrá alargarlo a su gusto.

Posición de media luna

Respiración torácica y costal profunda

Este ejercicio consiste en el estiramiento de los dos costados laterales del cuerpo y permite practicar la respiración torácica y costal. Proceda paso a paso y tranquilamente con la posición de media luna, con la cual podrá percibir bien los movimientos respiratorios.

▶ Túmbese cómodamente en el suelo sobre una superficie plana, con los brazos a ambos lados del cuerpo (pág. 91, fig. 1).

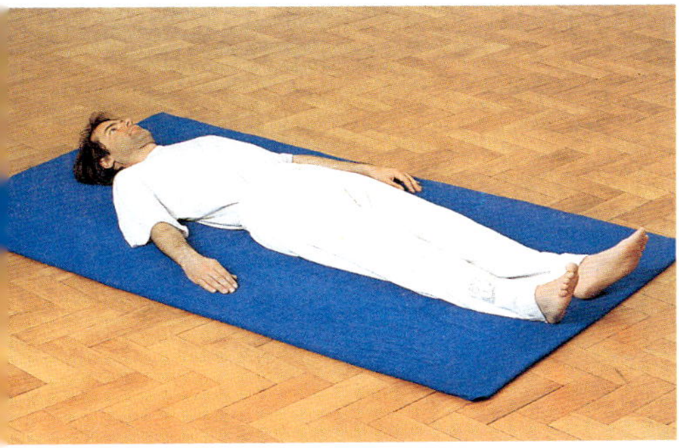

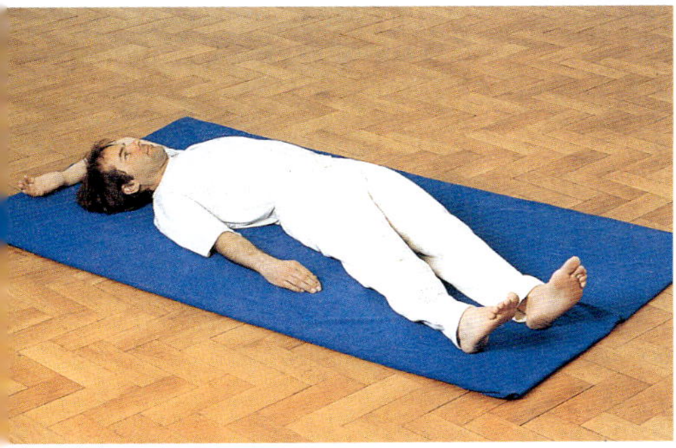

Posición de la media luna: *arriba* (1) y *abajo* (2)

Vaya trasladando poco a poco las piernas paralelas hacia el lado derecho, hasta dibujar con el cuerpo la forma de una media luna.

Esta posición no debe ser en ningún momento incómoda o dolorosa para la pelvis.

Inspire hondo, ampliando la cavidad abdominal y estirando el costado izquierdo del tronco.

Intente relajarse y descargar todo el peso del cuerpo para desprenderse de las tensiones musculares.

Amplíe el ejercicio elevando el brazo izquierdo y colóquelo por encima de la cabeza, apoyado en el suelo (fig. 2).

Inspire hondo ampliando bien la cavidad abdominal y el costado izquierdo del tronco.

Eleve un poco la cabeza y los hombros, inclínese hacia la derecha y colóquelos de nuevo en el suelo.

Vuelva a respirar hondo, ampliando la cavidad abdominal y haciendo que este movimiento de la respiración sirva para extender el costado izquierdo del tronco.

Procure estar totalmente relajado cuando practique este ejercicio, que debería tener una duración de 15 minutos aproximadamente.

Deshaga la figura de la media luna llevando las piernas y los hombros hacia el centro. Coloque el brazo izquierdo al lado de la cabeza.

Compare la percepción desigual de los dos costados del cuerpo y concéntrese en su respiración.

Después de una breve pausa, repita el ejercicio con el otro costado del cuerpo.

Para consultar

Bibliografía

- Anderson, Bob: *Estirándose (Stretching)*, Barcelona, Integral, 1984.
- Anderson, Bob, Burke, Ed, y Pearl, Bill: *Estar en forma*, Barcelona, Oasis, 1995.
- Aragall, F.: «Cómo corregir los efectos de las malas posturas», *Integral*, 45 (1983), 46-51.
- Aragall, F.: «Mejorar las condiciones físicas en el trabajo», *Integral*, 64 (1985), 37-42.
- Bernau, L.: *Alivie sus dolores mediante la digitopuntura*, Barcelona, Martínez Roca, 1979.
- Bertherat, Th.: *El cuerpo tiene sus razones*, Barcelona, Paidós, 1987.
- Diagram, G.: *Enciclopedia completa de ejercicios*, Madrid, Edaf, 1981.
- Grisogono, V.: *Lesiones deportivas*, Madrid, Eyrás, 1988.
- Huth, Almuth y Werner: *Cómo prevenir y tratar la depresión*, León, Everest, 1992.
- Imma Ricart: «Cómo prevenir el dolor de espalda», *Integral*, 28 (1981), 42-45.
- Kirsta, A.: *Superar el estrés*, Barcelona, Integral, 1988.
- Langen, Dietrich: *Ejercicios de relajación*, Barcelona, Círculo de Lectores, 1992.
- Loroño, A.: «La educación postural global», *Integral*, 77 (1986), 42-44.
- Marquardt, H.: *Zonas reflejas de los pies*, Barcelona, Urano, 1986.
- Martínez Ugalde, I.: *La quiropráctica*, México, Posada, 1974.
- Mollà Serrano: «Fortalezcamos nuestro abdomen», *Integral*, 51 (1983).
- Múgica, L. E.: *Rehabilitación funcional por ejercicios*, Madrid, Paz Montalvo, 1985.
- Passebecq, A.: *Reumatismos y artritis*, Bilbao, Mensajero, 1986.
- Rigal, P., y Garin, Ch.: *El cuidado de la espalda*, Bilbao, Mensajero, 1983.
- Sambucy, A.: *Masaje vertebral*, Barcelona, Hispano Europea, 1979.

- Thieffry, V.: *La gimnasia del bienestar*, Barcelona, Robin Book, 1994.
- Tilscher, H., y Eder, M.: *Infiltraciones terapéuticas*, Barcelona, Masson, 1993.
- Tobias, M., y M. Stewart: *Tensión y relajación*, Madrid, Debate, 1986.
- Viñas, F.: *La respuesta está en los pies*, Barcelona, Integral, 1986.
- Zauner, Renate: *Los dolores de espalda y su tratamiento*, Barcelona, Oasis Ediciones, 1994.

Direcciones útiles

Rehabilitación postural global (RPG)

- **Dr. Eduardo Turner.** c/ Sardenya, 541, 4° 3ª 08024 Barcelona. ☎ (93) 210 23 88.
- **Dra. Montserrat Palacín.** Curhotel Hipócrates. 17220 Sant Feliu de Guíxols (Girona). ☎ (972) 32 06 62.
- **Dr. Aitor Loroño.** c/ Hurtado de Amézaga, 27, 4° 48008 Bilbao. ☎ (94) 431 84 96.

Rehabilitación postural y quiropráctica

- **Francesc Aragall.** Integral Centre Mèdic i de Salut. Plaça Urquinaona, 2, 3° 2ª 08010 Barcelona. ☎ (93) 318 30 50.

Fisioterapeutas

- **Enric Marés y Pilar Muxí.** c/ Mercadall, 11, 2° 17820 Banyoles (Girona). ☎ (972) 50 49 19.
- **Lluís Boada** (método Mézieres). c/ Cardedeu, 26. 08023 Barcelona.
- **Dolors Guillamí.** Can Tarré. Calle C, 96. 17185 Vilobí d'Onyar (Girona).
- **Dolors Sureda.** Pla de Riba. 17151 Ginestar (Girona).
- **Centre de Correcció i Acondicionament Físic.** c/ Indústria, 335, entlo. 3ª 08027 Barcelona. ☎ (93) 349 52 63.
- **Gabinete de Fisioterapia y Medicina del Deporte.** Muelle Tomás de Olaberri, 3. 48930 Las Arenas (Vizcaya). ☎ (94) 464 53 55.
- **Gimnasio Antroponómico Puente Azul.** Avda. Torres, s/n. 50008 Zaragoza. ☎ (976) 23 10 54.

Quiromasaje, quiropráctica, acupuntura (métodos especializados)

ÁLAVA

- **Andrée Amoyel Fimat.** c/ Condado de Treviño, 7, 1° izqda. 01003 Vitoria.

ALICANTE

- **E. García de León.** c/ Júpiter, edif. Orio, 1° A. 03500 Benidorm. ☎ (965) 85 99 31.

BARCELONA

- **X. Armengou.** c/ Sepúlveda, 96, entlo. 08015 Barcelona.
- **R. Castán Sala.** c/ Casanova, 78. 08011 Barcelona. ☎ (93) 253 47 45.
- **Francisco de Asís Herrera.** Pg. Pere III, esc. 1, 2º 4ª 08240 Manresa (Barcelona).
- **Jordi Sagrera Ferrándiz.** c/ Còrsega, 282, 1º 2ª 08008 Barcelona. ☎ (93) 218 75 19 / 95 12.

CÁDIZ

- **Fernando Alarcón Álvarez.** c/ Losada, 4. 11100 San Fernando (Cádiz). ☎ (956) 88 19 85.

GRANADA

- **Amalia Mir de Miguel.** c/ Martínez Campos, 1, 1º izqda. 18005 Granada. ☎ (958) 25 09 60.

GUIPÚZCOA

- **Fermín Matellanes Pomeda:** c/ José Arana, 15, 1º B. 20001 San Sebastián. ☎ (943) 27 74 37.

HUELVA

- **Emilio Morales Morales.** c/ Pérez Pastor, 3. 21100 Punta Umbría (Huelva).

LUGO

- **Isidoro Rodríguez.** c/ Ronda da Muralla, 108, entlo. 4ª D. 27004 Lugo. ☎ (982) 22 19 76.

MADRID

- **Antonio Estévez Torres.** c/ Bruno García, 38. 28025 Madrid. ☎ (91) 465 04 99.
- **Andrés Cándido Herrero.** c/ Francisco Silvela, 21, esc. A, 6º 1ª 28006 Madrid. ☎ (91) 401 08 91 y 401 09 26.
- **Andrés Palafox Bogdanovitch.** Claudio Coello, 126. 28006 Madrid. ☎ (91) 411 51 83.
- **Carlos Rubio Sáez.** c/ O'Donnell, 25. 28009 Madrid. ☎ (91) 276 26 85.
- **Isidro Sánchez Grima.** c/ Pensamiento, 27, 1º 28020 Madrid. ☎ 279 49 35.

MÁLAGA

- **Jorge Alcalá Hernández.** Edificio Madrid, 4º H. 29620 Torremolinos. ☎ (952) 38 34 07.

TENERIFE

- **Rosario Ortega Abraham.** c/ Sta. Rosalía, 66, bajos. Santa Cruz de Tenerife. ☎ (922) 27 75 75.

TERUEL

- **Francisco Javier Campo Morentín.** c/ Castillo, 10. 44194 Celadas (Teruel).

VALLADOLID

- **Andrés José Ursa Herguedas.** c/ Espíritu Santo, 5, 2º izqda. 47006 Valladolid. ☎ (983) 33 78 64.

VIZCAYA

- **Javier Arrillaga Arregui.** c/ Colón de Llarreategui, 38, pral. izqda. 48009 Bilbao. ☎ 424 01 25.

Médicos reflejoterapeutas

ALICANTE

- **Samuel Pastor Satora.** c/ Juan Sebastián Elcano, 8 B, izqda. 03700 Sant Joan (Alicante). ☎ (965) 65 29 37.

BARCELONA

- **Frederic Viñas.** c/ Juan de Garay, 85. 08027 Barcelona. ☎ (93) 408 22 28.

MADRID

- **V. Ronneberg.** c/ Andrés Mellado, 10, 1º A. 28015 Madrid. ☎ 244 01 59.

VIZCAYA

- **Cayo Martín Valencia.** c/ Fernando Jiménez, 4, 6º B. 48004 Bilbao. ☎ (94) 411 27 90 y 412 10 49.

Médicos osteópatas

BARCELONA

- **Antonio Anguren San Julián.** c/ París, 140-144, esc. B, entlo. 3ª 08036 Barcelon. ☎ (93) 250 19 91.

GIRONA

- **Jesús Gaspa Hacha.** c/ Barcelona, 24, pral. 2ª 17001 Girona. ☎ (972) 20 71 50.

MADRID

- **Juan José Mengual Díez.** Avda. Juan de la Cierva, 27. 28902 Getafe (Madrid). ☎ (91) 681 91 90.
- **Isidro Sánchez Grima.** c/ Pensamiento, 27, 1º 28020 Madrid. ☎ (91) 279 49 35.

PALENCIA

- **Pilar Matilla Conde.** c/ D. Sancho, 3, 2º 34001 Palencia. ☎ (988) 74 94 30.

VIZCAYA

- **Marián Garci.** c/ Vicente Garamendi, 5, 4º B. 48009 Bilbao. ☎ (94) 433 68 61.

Título original: *Rückenschule. Aktiv gegen Verspannung und Schmerz.*
Traducción del alemán: Niké Arts.
Fotografías: Christophe Schneider.
Fotografía de cubierta: Jahreszeiten-Verlag / Christian Dahl.
Diseño de cubierta: Josep Solà.
Maquetación: Amparo Campos y Jordi Urpí.
Edición: Eduard Arnau y Silvia Senz.

Primera edición: enero de 1996.

Taquígraf Garriga, 10. 08014 Barcelona.

Impreso por BIGSA
Manuel Fernández Márquez, s/n. 08930 Sant Adrià del Besós.
ISBN: 84-7901-138-6
Depósito legal: B-5276-1996